非行と反抗がおさえられない子どもたち

生物・心理・社会モデルから見る素行症・反抗挑発症の子へのアプローチ

富田 拓 著
網走刑務所医務課・北海道家庭学校樹下庵診療所医師

子どものこころの発達を知るシリーズ

08

合同出版

シリーズ「子どものこころの発達を知るシリーズ」は、まずは親、教師、地域の保健福祉の担当者、そしてプライマリケアを担う小児科医をはじめとする子どもの心の健康を身近で支え、子どもの心の諸問題に最初に関わることになる大人たちに、精神疾患やその関連領域の問題に関するバランスのよい情報を提供する目的で企画されました。

本シリーズは、疾患や問題の概念を現在世に流れているような誤解や偏見から解き放ち、正しく中立的な概念をわかりやすく提供し、定義、診断、治療・支援、予後など、それらの全体像を知ってもらう手助けとなることを目指します。

とりわけ身近な大人たちが、自分に何ができるか、何をなすべきかについて考え始めるきっかけとなるようなシリーズになったら素晴らしいと思っています。

シリーズ監修者　齊藤万比古

はじめに

この本を手にとられた方は、お子さんの反抗や非行に悩む親御さんでしょうか。それとも、そのような子どもたちに関わる施設や機関、あるいは学校の先生方でしょうか。子どものメンタルヘルスを理解するこのシリーズの中で、本書はかなり特異な位置を占めると思います。そもそも、反抗や非行は精神医学が扱うべき対象なのでしょうか？　実際のところ、精神医学が役に立つのでしょうか？　おそらく、人類始まって以来、大人たちはこうした子どもに手を焼いてきました。このような子たちに、医学が関わるようになったのは、ほんの最近にすぎません。

１９２５年にアイヒホルン（Aichhorn）が著した『手に負えない子ども』は、それまで道徳観念の欠陥によるとされていた非行児を、精神分析の視点で治療することを提唱しました。フロイトもこの著作を評価して、精神分析が非行児の理解に貢献できること、非行児に関係する人々の仕事を取り入れることで精神分析がより豊かになることを指摘しています。児童精神医学の黎明期の精神医学者であるボウルビィ*やウィニコット*は、非行児の愛着の形成と非行、パーソナリティ

***ボウルビィ（Bowlby）**：第2次大戦時の児童に関する研究から養育者の適切なケアやしつけの欠如が、パーソナリティ障害や抑うつ、非行と関連すると提唱した。

***ウィニコット（Winnicott）**：第2次大戦時、家族崩壊や親との離別が疎開児童や非行児の中に反社会的傾向を生むことを指摘。治療において適切な環境の中で発達初期の情動体験を反復することの重要性を説いた。

の問題を研究することで、その後の児童精神医学の基礎を固めました。児童精神医学の歴史は、非行少年研究の歴史でもあったのです。

そして1980年、アメリカ精神医学会は作成した診断マニュアル、DSM-Ⅲに「行為障害（conduct disorder, 訳語は当時）」という診断名を記載しました。ここから、精神医学は「障害」として非行を扱うことを始めたとも言えます。

それから30年以上を過ぎ、素行症という診断名は世界中で使われるようになりました。この間に、精神医学と非行との関わりは変わってきました。わずかずつですが、非行や反抗の改善のために、精神医学が「使える」ものになり始めています。それは主に非行・反抗と虐待、あるいは非行・反抗と発達障害やその他の精神障害との関連が少しずつ明らかになり、治療的働きかけによってこれらを改善できるようになってきたからです。

もちろん、非行や反抗といった問題を精神医学の力のみによって解決することなどできません。むしろ、医学ができることは限られる、と考えるべきだと思います。しかし、その一方、精神医学的な働きかけによって、子ども自身も、そして周囲の大人たちも問題の解決に向けて大きく前進できる、そういう事例は決して少なくないのです。これは、児童自立支援施設という主に非行少年のための児童福祉施設に精神科医として20年以上勤務してきた筆者の実感です。

非行少年対応における精神医学の占める位置はこの20年間に大きく変化しました。もちろん、いわゆる「心理化」の波により、少年に対するカウンセリングなどの需要は大きく増大しているのですが、それ以上に変わったのは、医療的な働きかけに対する期待の大きさです。ただ、このような非行処遇の「医療化」の流れは必ずしもいいことばかりではないと感じています。なぜなら医療は本質的に問題の原因を個の特性に求めます。家族の責任や、社会の責任を免じ、ついには「病気のせい」にしてしまうことで本人の責任をも免じてしまうことになりかねません。果たして、それがいいことなのでしょうか。

非行少年の施設にいると、残念ながら、非行児を持つ親の全てが子どもと真剣に向き合ってくれるわけではないことに気づかざるを得ません。しかし、わが子の有様を見て、なぜこの子はこうなのだろう、どうして私たちは止められないのだろうと悩み、自らを責めている親もまたいらっしゃいます。そして、精神医学が多少なりとも役に立てるとすれば、むしろそういう親、お子さんに対してなのです。関係施設や機関の職員についてもまた同じです。

そのような人にこそ、精神医学的な知識が役に立つのだと思います。本書は、そういう人たちの力に少しでもなれば、そう思って書きました。

富田　拓

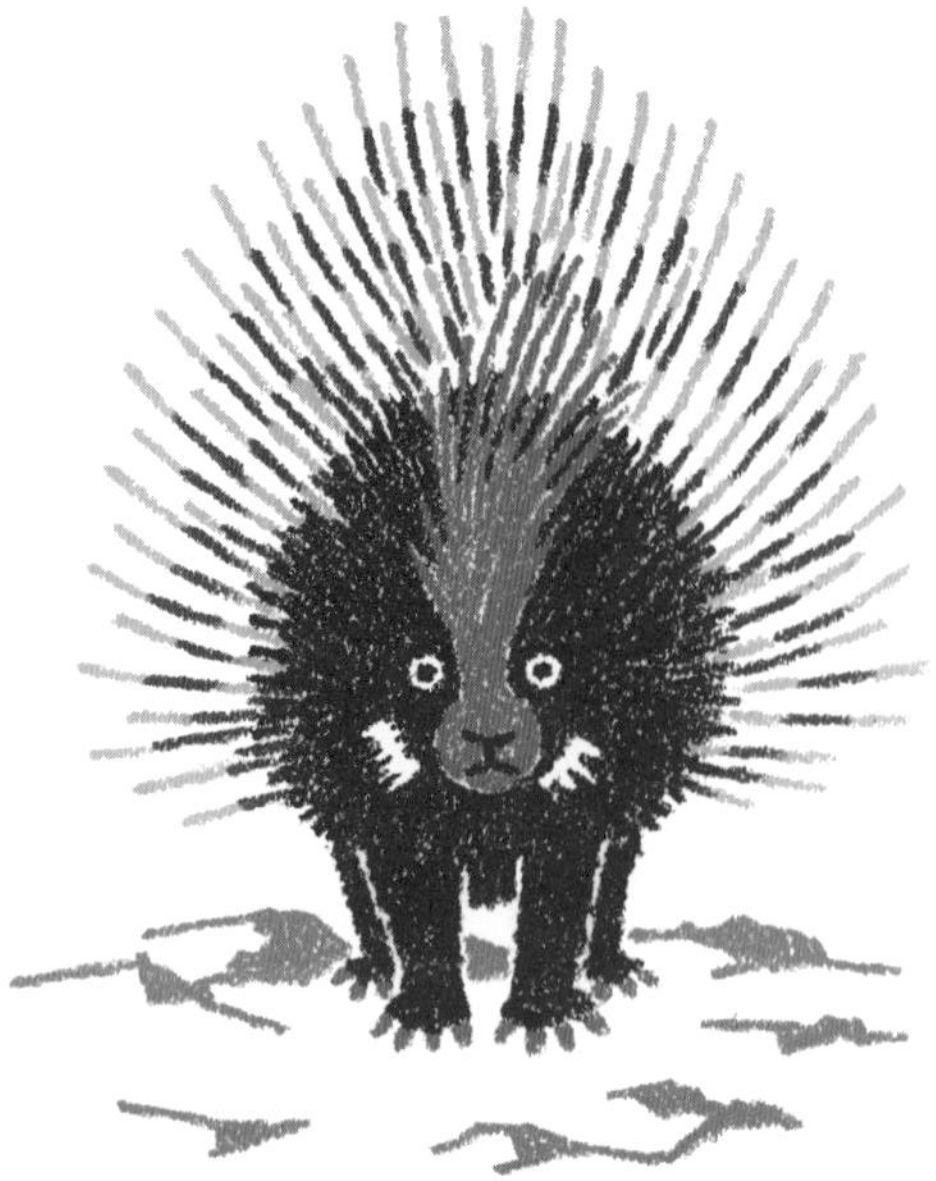

第4章　働きかけの基本

第5章　再非行防止と非行の予防にむけて

＊本書でとりあげた事例は、すべて筆者の経験にもとづいて新たに創作したものです。

＊第1章は診断について書いています。やや専門的な内容を含みますから、一般の方はまず第2章の事例から読み始められるとよいかもしれません。

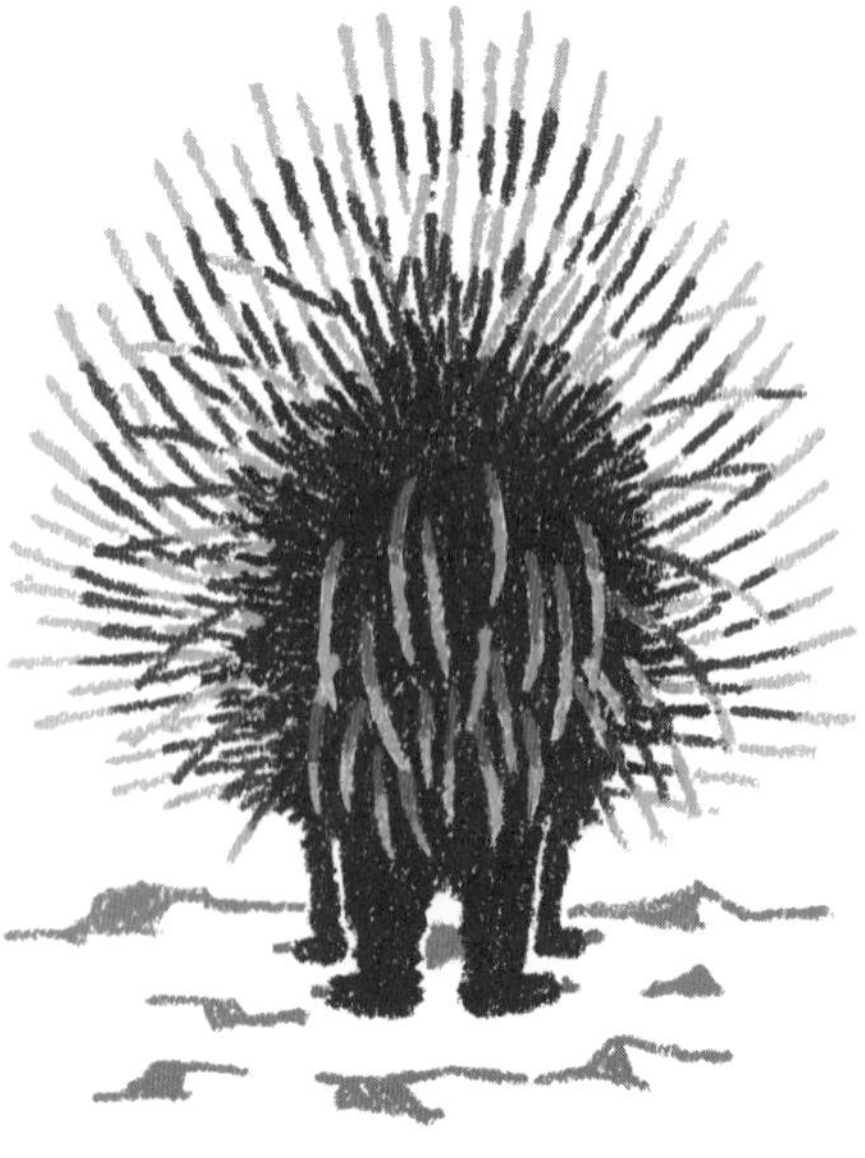

第１章

非行・反抗に「素行症」「反抗挑発症」の診断をつける

本書で説明する反抗する子や非行を起こす子どもが全て精神医学の対象になるわけではありません。子どもの大人に対する反抗は、発達の段階の1つとして健全な成長にむしろ欠かせないものです。非行がそのような反抗の一時的な軽度の暴走として起こるのであれば、それもまた成長の一過程といえるかもしれません。

実際、これまでに行われた子どもの自己報告による調査では、大多数の子どもが何らかの違法行為をやったことがある、との結果が繰り返し示されています。

では、精神医学が関わることに意味がある反抗・非行とはどのようなものなのでしょうか。アメリカ精神医学会*は、この難問に対して極めてシンプルな答えを示しています。並外れて繰り返され、多様な形で示される反抗・非行は精神医学的に扱う意味がある可能性が高い、というのです。本書で扱う「素行症」「反抗挑発症」は、それをできるだけ具体的な形で定義したものです。

たとえ現場で非行少年に接している人であっても、素行症、反抗挑発症という診断名を耳にする機会はまれでしょう。ややとっつきにくいかもしれませんが、他の精神障害と違い、診断基準自体を見ていただくのが一番わかりやすいと思います。

＊アメリカ精神医学会：American Psychiatric Association＝APA。精神科領域を専門とする医師の学会。会員はアメリカ、カナダを中心に世界各国におり、『精神障害の診断と統計マニュアル』（Diagnostic and Statistical Manual of Mental Disorders＝DSM）を発行。

1 素行症とは何か

1）診断基準

「素行症（conduct disorder）」という診断名は、1980年にDSM-Ⅲ*に初めて登場しました。まだまだ若い診断概念だといえますが、実はアメリカでは現在、児童精神科外来でつけられることが最も多い診断名です。その診断基準は非常にシンプルです（DSM-5*による[1]）。

次ページの表1-1を見てください。まず、人に迷惑をかけたり、歳相応のルールに従わないことを繰り返すことが、基本的な診断要件です（診断基準A）。以下にその具体的な内容が示されています。

15の診断項目は、大きく4つに分けられています。攻撃的な行動に関すること、物の破壊に関すること、嘘や盗み、重大な規則違反の4つです。この15の診断項目のうち3項目以上を過去1年間に満たしているとき、素行症という診断をつけることになっています（ただし、少なくとも1項目の行動が6カ月以内に出現していることが必要）。

＊DSM-Ⅲ：Diagnostic and Statistical Manual of Mental Disorders,（Third Edition）。アメリカ精神医学会が作成した精神疾患の診断統計マニュアル第3版。

＊DSM-5：アメリカ精神医学会が作成した精神疾患の診断統計マニュアル第5版。

特定不能の発症年齢：素行症の基準は満たしているが、最初の症状の出現時期が10歳より前か後か判断するのに十分な情報がない。

▶ 該当すれば特定せよ

向社会的な情動が限られている：この特定用語に適合するには、その人は過去12カ月にわたって持続的に下記の特徴の2つ以上をさまざまな対人関係や状況で示したことがなければならない。これらの特徴は、この期間を通じてその人の典型的な対人関係と情動的機能の様式を反映しており、いくつかの状況でたまたま起こるだけのものではない。このため、この特定用語の基準を評価するためには、複数の情報源が必要になる。本人の自己報告に加え、長い期間にわたって本人をよく知っていた人物の報告を考慮する必要がある（例：親、教師、仕事仲間、拡大家族、同世代の友人）。

後悔または罪責感の欠如：何か間違ったことをしたときに悪かったまたは罪責感を感じない（逮捕されたり、および／または刑罰に直面した場合だけ後悔することを除く）。自分の行為の否定的な結果に関する心配を全般的に欠いている。例えば誰かを傷つけた後で後悔しないし、規則を破った結果を気にしない。

冷淡—共感の欠如：他者の感情を無視し配慮することがない。その人は冷淡で無関心な人とされる。自分の行為が他者に相当な害を与えるようなときでも、その人は他者に対してよりも自分自身に与える効果をより心配しているようである。

自分の振る舞いを気にしない：学校、仕事、その他の重要な活動でまずい、問題のある振る舞いを心配しない、期待されていることが明らかなときでもうまくやるのに必要な努力をすることがなく、典型的には自分のまずい振る舞いについて他者を非難する。

感情の浅薄さまたは欠如：浅薄で不誠実で表面的な方法（例：示される情動とは相反する行為、情動をすばやく“入れたり”“切ったり”切り替えることができる）以外では、他者に気持ちを表現したり情動を示さないか、情動の表現は利益のために用いられる（例：他者を操ったり威嚇するために情動が表現される）。

▶ 現在の重症度を特定せよ

軽度：診断を下すのに必要な素行上の問題はあっても、わずかに超える数であり、素行上の問題は他者に比較的小さな害を及ぼしている（例：嘘をつくこと、怠学、許可なく夜遅くまで外出する、その他の規則違反）。

中等度：素行上の問題の数とその他者への影響は、軽度と重度で特定されるものの中間である（例：被害者の面前ではない盗み、器物破損など）。

重度：診断を下すのに必要な数を大きく超える素行上の問題が多くあり、または素行上の問題が他者にかなりの被害を引き起こす（例：強制的な性行為、身体的に残酷な行為、凶器の使用、被害者の面前での盗み、器物破損および家宅侵入）。

表1－1　素行症／素行障害（DSM－5）

A. 他者の基本的人権または年齢相応の主要な社会的規範または規則を侵害することが反復し持続する行動様式で、以下の15の基準のうち、どの基準群からでも少なくとも3つが過去12カ月の間に存在し、基準の少なくとも1つは過去6カ月の間に存在したことによって明らかとなる：

人および動物に対する攻撃性

(1) しばしば他人をいじめ、脅迫し、または威嚇する。
(2) しばしば取っ組み合いの喧嘩を始める。
(3) 他人に重大な身体的危害を与えるような凶器を使用したことがある（例：バット、煉瓦、割れた瓶、ナイフ、銃）。
(4) 人に対して身体的に残酷であった。
(5) 動物に対して身体的に残酷であった。
(6) 被害者の面前での盗みをしたことがある（例：人に襲いかかる強盗、ひったくり、強奪、凶器を使っての強盗）。
(7) 性行為を強いたことがある。

所有物の破壊

(8) 重大な損害を与えるために故意に放火したことがある。
(9) 故意に他人の所有物を破壊したことがある（放火以外で）。

虚偽性や窃盗

(10) 他人の住居、建造物、または車に侵入したことがある。
(11) 物または好意を得たり、または義務を逃れるためしばしば嘘をつく（例：他人をだます）。
(12) 被害者の面前ではなく、多少価値のある物品を盗んだことがある（例：万引き、ただし破壊や侵入のないもの、文書偽造）。

重大な規則違反

(13) 親の禁止にもかかわらず、しばしば夜間に外出する行為が13歳未満から始まる。
(14) 親または親代わりの人の家に住んでいる間に、一晩中、家を空けたことが少なくとも2回、または長期にわたって家に帰らないことが1回あった。
(15) しばしば学校を怠ける行為が13歳未満から始まる。

B. その行動の障害は、臨床的に意味のある社会的、学業的、または職業的機能の障害を引き起こしている。

C. その人が18歳以上の場合、反社会性パーソナリティ障害の基準を満たさない。

▶ **いずれかを特定せよ**

小児期発症型：10歳になるまでに素行症に特徴的な基準の少なくとも1つの症状が発症。

青年期発症型：10歳になるまでに素行症に特徴的な症状はまったく認められない。

単純明快、わかりやすい診断基準です。これが精神障害の診断基準なのかと驚かれる方もいるでしょう。なにしろ、「精神症状」と呼べるものがまったく含まれていないのですから。この「反社会的行動の種類と頻度」だけに基づいて診断するのが、「素行症」の診断の特徴です。社会との関係においてのみ成立する診断概念であるという点で、医学的診断としては極めて特異です。

また、病因に関する記述もまったくありません。これは、素行症の診断だけでなく、DSMという診断マニュアル全体の特徴です。病因を不問とし、できるだけ客観的に観察ができる行動特性に基づいて診断しようとするのがDSMなのです。

医学的な診断はその人自身の属性として捉えられてしまいがちです。しかし、素行症の場合、診断基準からしてそれがあくまで社会との関係性の中でこそ生じるものであることを忘れるべきではありません。

例を挙げると、ここ半年の間に学校をしょっちゅうサボって（項目15）、一晩中家を空けたことが2回あり、（同14）、止まっていた車上の財布を盗んだ（同10）子は、明らかに診断基準を満たすので、素行症の診断がつくことになります。

日本でこの概念が多くの人に知れ渡ったのは1997年の酒鬼薔薇事件*の時（当時の訳語は「行為障害」）でしたから、サイコパス*のような少年につく診断だと

＊酒鬼薔薇事件：1997年、兵庫県神戸市須磨区で発生した、当時14歳の中学生による数カ月にわたる連続児童殺傷事件。被害者の頭部が中学校の正門前に置かれ「酒鬼薔薇聖斗」名の犯行声明文が置かれていた。死亡2名、重軽傷3名。

＊サイコパス：精神病質者、反社会的人格の一種を意味する心理学用語。DSM、ICDでは、反社会性パーソナリティ障害として分類。良心が異常に欠如、他者に冷淡で共感しない、慢性的に平然と嘘をつく。行動に対する責任が全く取れない、罪悪感が皆無、自尊心が過大で自己中心的、極端な冷酷さ、無慈悲、エゴイズムなどの特徴が指摘されている。反社会性などの診断基準を満たす者は幼少期からの素行問題など行動面の異常を示すことが多いとされる。

思われている方もいますが、実際には、周囲から非行少年と見なされているような子のおそらくほとんどが素行症の診断基準を満たすのです。

もちろん、人に暴力を振るい、凶器を使って動物に残酷な仕打ちをし、さらに性的暴行をしても素行症の診断がつくわけですから、対象がいかに広いか理解できると思います。また一方、重大事件を起こした子であっても、それ以前に繰り返された非行が見られない、いわゆる「いきなり型非行」の場合、素行症の診断はつきません。

2）下位分類とその予後 ―― 児童期発症型と青年期発症型

素行症は、下位分類として非行が始まった時期が10歳未満である児童期発症型と、それ以降に非行が始まった青年期発症型にわけられています。これは、モフィット（Moffitt, T. E.）*という犯罪心理学者が提唱した説に沿ったもので、彼女は大規模な追跡調査の結果にもとづいて、「10歳未満に非行が始まる群は非行少年全体の5％を占めるにすぎないが非行・犯罪の50％を起こしており、かつ成人に至っても犯罪が続く傾向が高い」としています。また、この群は男子に多く、身体的暴力をしばしば起こし、同世代間での対人関係に問題があることが多く、ＡＤＨＤなどの発達の問題を合併していることが多いとされています（Moffi

＊テリー・モフィット（1955年〜）：米デューク大学の臨床心理士、犯罪心理学者。

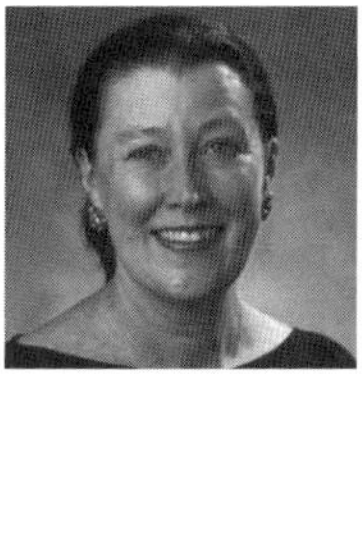

tt & Caspi, 2001)[2]。

これに対し、青年期発症型では同世代の子どもとの関係性がより通常に近く、成人の犯罪へ至ることもより少ないとされます。モフィットはこの集団の精神医学的背景や生育環境は非行を起こさない集団と変わらないとしています。つまり、思春期の反抗の一過性の暴発であるとしているわけです。

青年期発症型は、件数でいうと非行の約半数、人数でいうと非行少年全体の中の9割以上を占めることになります。

このモフィットの分類には、非行少年のための施設に勤める者にとって、うなずかされるものがあります。施設に入るような重大な非行を犯した子の中でも、幼少期から非行を犯していた子どもと、小学校高学年や中学生になってから非行が始まった子では、施設内での改善のしやすさやその後のなりゆきに大きな違いがあるからです。

たとえば学校で大暴れしてガラスを何枚も叩き割るといった一見激しい非行であっても、非行の初発が遅い子どもは、改善が比較的容易であることが多いのです。逆に、それほど派手な非行でない、例えば小学校に入ったころから万引きが続いている、といった子の場合、施設内でも改善が難しく、転帰（予後）もよくないことが少なくないようです。一方、この二分法に対する有力な異論もあります。サンプソンとラウブ*（Sampson & Laub, 1995）[3]は、対象者が70歳になるまで続けられたボストンの超長期的縦断研究に基づいて、非行・犯罪に関わる人は、11歳ころから急速に犯罪に手を染めるようになり、16歳でピークに達すると急激に犯罪から離脱していき、50歳ぐらいまでなだらかに減少傾向が続くこと、50歳を超えて犯罪に関わることは稀であることを示しました。

また、対象者を児童期のリスク（ADHDや読み書き障害など）の有無で分類して検討したところ、児童期のリスクがある群のほうが青年期から成人期にかけて犯罪に関わることが多いが、犯罪の離脱に関して大きな差はない、と結論づけ、上記の2分法を真っ向から否定しています。DSMを作っているアメリカ精神医学会はこの2説のうちモフィットの説のほうをとっています。

*サンプソンとラウブ：Robert J. Sampson, John H. Laub　いずれも米ハーバード大学の犯罪学者。「犯罪の生成―人生における足跡と転帰」（1995）などの業績により、ストックホルム犯罪学賞を受賞。

3）有病率

素行症の診断がつく人の割合（有病率）は、2～10％と推定されています。これは、あらゆる精神障害の中で最も高いものの一つです。また、人種も民族も異なるさまざまな国においても、ほぼ一定であるとされています。

有病率は児童期から青年期に向かって上昇し、最も多いのは小児期後期から青年期前期です。合衆国ではクリニックでの受診者数の30～50％を占める、との報告もあります[4]。２００７年に行われた合衆国内の調査（3歳から17歳を対象とする、ただし反抗挑発症も含む）では、その時点での有病率は３・５％、全米での推定患者数は約２１６万人と膨大で、これはＡＤＨＤ（有病率６・８％、推定患者数約４１９万人）に次ぐものです（CDC, 2013）[5]。

一方日本では、全国児童青年精神科医療施設協議会の平成26年度初診外来患者統計報告によれば、外来での診療数の１・８％を占めるに過ぎません（表１－２：児童青年精神科受診者数に占める素行症の割合）[6]。

４）性差

男性が女性よりも多いことが知られており、その比率は男性：女性が３：１〜５：１とされていますが、この差は年齢が高くなるにつれて小さくなります。ただし、ＤＳＭでは診断基準上、身体的な攻撃性が強調されている一方で、女性が取りやすいとされる「関係性暴力」、つまり間接的に悪口をいったり仲間外れにするといった、他者の社会的関係に害を与えるような目につきにくい暴力が過小評価されていて、それが診断にも影響を与えているのではないかともいわれています。

表１－２　平成26年度全国の児童青年精神科受診者数に占める素行症の割合
（平成26年度全国児童青年精神科医療施設協議会報告集から集計）

		男	女	計
行為障害（≒素行症）	外来（初診）	2.2%	1.3%	1.8%
	入院	3.3%	1.4%	2.3%
（参考）				
広汎性発達障害（≒自閉スペクトラム症）	外来（初診）	42.5%	23.1%	34.7%
	入院	43.8%	18.5%	30.3%
多動性障害（≒ ADHD）	外来（初診）	14.9%	5.8%	11.2%
	入院	11.6%	3.0%	7.0%

非行少年に占める女子の割合

犯罪統計での「非行少年」という用語には、女子が含まれます。一時期、「非行少年」に占める女子の割合の増加が話題になりました。平成10年には少年の一般刑法犯検挙人員中の女子が占める割合が25・4％となりました。非行少年中の4人に1人は女子だったのです。しかし、平成20年以降、女子の割合は下がっており、平成26年には女子比は14・4％まで減少しました。

これは、生物学的な違いなのか、あるいは文化的な要因によるのかは難しい問題です。攻撃性の現れ方の違いであり、実は攻撃性そのものは男女で大きな差はないのではないか、また診断基準を男女で変えるべきではないかという議論もあります。

重度の非行児が集まる施設では、男女の特性の差は小さくありません。その違いは、受けてきた心的被害、とくに性的な被害の大きさです（ただし、男子でも性的被害を受けている子が少なくない）。女子では、性的虐待を受けたことで自分は汚れていると考え自己価値観が低下し、自暴自棄的になって結果的にさらに性被害を受けるような状況に自ら身をおく場合もありますし、あるいは愛情飢餓感、孤立感から誰でもいいから自分の相手をしてくれる人が欲しい、という気持ちで結果的に不特定多数の男性から性被害を受けることになる場合もあります。男子では大きく減った薬物非行の問題が女子ではそれほど減っていないのも、そのような行動と結びついています。

また、男子に比べて施設内での自傷も多く見られます。このように故意に自分を傷つける行動が男子よりも多いのは女子非行児童の特徴であり、これはおそらく彼女らの傷つきの深さを示しています。

少年院でも児童自立支援施設でも、施設退所後の再非行率は男子よりもずっと低い（男子の約30％に対し約半分の15％前後）ことが知られていますが、欧米の素行症研究では、青年期に素行症の診断を受けた女子の群には成人に至ってからの薬物依存、性感染症、うつ病、不安、内科的疾患の多さなど、全般的な健康上の問題が多いことが指摘されています。

これらの特性に対し、男子とは異なる原因論が必要なのか、介入も異なった方法が必要なのか、という点はまだまだ未解決の課題とされています。

5）併存症

つぎに素行症と一緒に診断をつけられることが多い障害について見てみます。そもそも、素行症は併存症が多いことが知られています。にも関わらず、素行症では、激しい問題行動の影に隠れる形で、しばしば併存症の存在が見逃されます。

このことは、治療上たいへん大きな問題となります。治療の可能性を大きく狭めてしまうことになりかねないからです。

一つひとつの併存症の特性は次の章で取り上げることにして、ここでは、同時に診断されることが多い精神障害を挙げます。

まず、併存することが多いのは、注意欠如／多動症（ADHD）*、反抗挑発症*の2つです。これらを併存する素行症は予後が悪いことが知られています。また、これ以外に併存しやすいものとして、DSM-5*では特定の限局性学習症*、不安症群、抑うつ障害群*、双極性障害群*、物質関連障害群*、コミュニケーション症が挙げられています。

6）特記事項とその意味

素行症の子が同じような反社会的行動をとったとしても、それを生み出した背景には、それぞれに異なった要因や特性があるはずです。当然、アメリカにおいても素行症は異種混交的、つまりいろいろな特性のものが混ざり合った診断であるとされています。素行症の診断は、あまりに捕捉範囲が広く、とうてい1つの均質の群だとは考えられないのです。そのため、素行症の診断がつく群の中からいわば中核に当たる群を特定することがやはり必要だと考えられます。

＊ADHD：58ページ参照。
＊反抗挑発症：25ページ参照。
＊DSM-5：13ページ参照。
＊限局性学習症：85ページ参照。
＊抑うつ障害群：89ページ参照。
＊双極性障害群：89ページ参照。
＊物質関連障害群：100ページ参照。

診断基準の次に示されている「該当すれば特定せよ」という項目（14ページ表1－1）は、この問題に関する一つの回答としてDSM－5になって初めて取り入れられた項目です。これは、近年のパーソナリティの障害の研究、とくに反社会性パーソナリティ障害*やサイコパス*の研究の成果を取り入れたもので、素行症とこれらの障害との関連をより強く意識したものです。その内容は、素行症の診断がつく者のうち、向社会的な情動に乏しい者、つまり、1自責の念あるいは罪責感が欠如している、2冷淡で共感性が欠如している、3自分の振る舞いの結果を気にしない、4感情の浅薄さまたは欠如、の4項目のうち2つ以上を満たすものを特定しなさい、としています。

このような、向社会的な感情に乏しい傾向のことを冷情―非情緒的傾向（CU Traits, Callous - Unemotional Traits）と呼びますが、これは近年、より重大な犯罪に結びつきやすく、また変わりにくい性格傾向として犯罪精神医学において注目されていたものを取り込んでいるのです。

この特性を満たす事例を特定することで、素行症の中でも中核群ともいうべき、のちにパーソナリティ障害へと進行するようなより均質性が高い一群が抽出されることになるはずです。

***反社会性パーソナリティ障害：**38ページ参照。
***サイコパス：**16ページ参照。

2 反抗挑発症とは何か

1）診断基準

反抗挑発症を素行症の後に説明するのは、診断のそもそもの成り立ちとして、まず素行症があり、その幼若型《ようじゃく》としての反抗挑発症が考えられていたからです。つまり、反抗挑発症は、しばしば素行症の診断に先立って見られ、とくに小児期発症型の素行症を持つ子どもの場合、その傾向が強いようです（表1－3）。診断基準は次の3つのカテゴリーからなります。1怒りあるいは過敏な気分、2論争的・挑発的行動、3執念深さ、です。項目は全部で8つあり、そのうち4つ以上を少なくとも6カ月以上持続して示すとき診断されます。

この診断基準を見ると、とくに施設の職員の方などは、「ああ、こういう子っているなあ」と思われることでしょう。

一般的な反抗と、この診断との違いは持続性と頻度の違いだと解説にあります。5歳未満の子どもにこの診断をつける場合、ほとんど毎日これらの行動が出現することを求めていますし、もう少し行動が落ち着くであろう5歳以上の子どもの

表１－３　反抗挑発症／反抗挑戦性障害（Oppositional Defiant Disorder）（DSM－5）

A. 怒りっぽく／易怒的な気分、口論好き／挑発的な行動、または執念深さなどの情緒・行動上の様式が少なくとも６カ月間は持続し、以下のカテゴリーのいずれか少なくとも４症状以上が、同胞以外の少なくとも１人以上の人物とのやりとりにおいて示される。

怒りっぽく／易怒的な気分

(1) しばしばかんしゃくを起こす。

(2) しばしば神経過敏またはいらいらさせられやすい。

(3) しばしば怒り、腹を立てる。

口論好き／挑発的行動

(4) しばしば権威ある人物や、または子どもや青年の場合では大人と、口論する。

(5) しばしば権威ある人の要求、または規則に従うことに積極的に反抗または拒否する。

(6) しばしば故意に人をいらだたせる。

(7) しばしば自分の失敗、または不作法を他人のせいにする。

執念深さ

(8) 過去６カ月間に少なくとも２回、意地悪で執念深かったことがある。

注：正常範囲の行動を症状とみなされる行動と区別するためには、これらの行動の持続性と頻度が用いられるべきである。５歳未満の子どもについては、他に特に記載がない場合は、ほとんど毎日、少なくとも６カ月間にわたって起こっている必要がある（基準A8）。５歳以上の子どもでは、他に特に記載がない場合、その行動は１週間に１回、少なくとも６カ月間にわたって起こっていなければならない（基準A8）。このような頻度の基準は、症状を定義する最小限の頻度を示す指針となるが、一方、その他の要因、例えばその人の発達水準、性別、文化の基準に照らして、行動が、その頻度と強度で範囲を超えているかどうかについても考慮するべきである。

B. その行動上の障害は、その人の身近な環境（例：家族、同世代集団、仕事仲間）で本人や他者の苦痛と関連しているか、または社会的、学業的、職業的、または他の重要な領域における機能に否定的な影響を与えている。

C. その行動上の障害は、精神病性障害、物質使用障害、抑うつ障害、または双極性障害の経過中にのみ起こるものではない。同様に重篤気分調節症の基準は満たさない。

▶ **現在の重症度を特定せよ**

軽度：症状は１つの状況に限局している（例：家庭、学校、仕事、友人関係）。

中等度：いくつかの症状が少なくとも２つの状況でみられる。

重度：いくつかの症状が３つ以上の状況でみられる。

場合は少なくとも週に1回はこれらの行動が出現する場合に診断するように、と書かれています。年齢相応の反抗や挑発行動に比べて、明らかに持続性と頻度が違うことを判断基準とせよ、というのです。

また、重症度の判定には、このような行動が現れる場所の数が使われています。どこか1カ所、たとえば家でだけそのような行動が見られる場合は軽症、2つの場所、たとえば家と学校で行動が見られる場合は中等症、3つ以上の場所または状況で行動が見られる場合は重症とされています。

おもしろいのは、兄弟との間でだけそのような行動が見られる場合は、診断そのものがつかない、とされていることです。兄弟が毎日口喧嘩するのは普通のこと、というわけです（ただし、身体的な暴力が繰り返される場合は兄弟間であっても素行症の診断がつくことになります）。

これらの頻度と重症度、兄弟げんかの除外といった明確な規定は、DSM－Ⅳにはありませんでした。8項目の診断基準そのものは大きく変わってはいないのですが、より詳細で具体的な規定がなされたわけです。また、そもそもDSM－Ⅳまではこの反抗挑発症の診断自体が素行症の軽症型とされていたために、この診断の中での重症度は問題とされていなかった、ともいえます。

また、素行症と反抗挑発症は診断基準の立て方自体が大きく違いますが、実際には両者は重複してしまうのではないか、と考えられる方もいらっしゃるでしょう。具体的には人や動物への直接的な暴力や、物の破壊、盗みや人をだますことの有無が両者を分けており、これらの行動が認められる場合は素行症の診断がつくということになります。また、素行症の診断基準は、純粋に反社会的な行動の有無だけで規定されているので、反抗挑発症の診断基準の1つめのカテゴリーで示されている怒りや激しやすい気分という、感情調節のまずさという項目は含まれていないところも異なります。

DSM-Ⅳまでは素行症の診断を満たす場合、反抗挑発症の診断をつけることはできませんでした。つまり、この2つは同系列の障害で、より軽症なのが反抗挑発症、重症なのが素行症であるとされていました。ですから、より重症である素行症の診断をつける場合は、反抗挑発症の診断をつけることはできなかったのです。

ただし、両者の診断基準の内容はまるで異なります。素行症の診断基準が反社会的行動そのものを列挙したものであるのに対して、反抗挑発症の診断基準はもっとずっと本人の性格傾向と結びついた他者との関わりについて、あるいは性格傾向そのものについての記述となっています。

これだけ診断基準が違うのに、この二者が単純に同系列の幼若型とその進行型、あるいは軽症と重症の関係だといえるのかという疑問はもともとあったのですが、DSM-5になって、素行症と反抗挑発症は重複して診断してよいことになりました。お互いに独立したものであるという位置づけが強められたのです。

2）予後

反抗挑発症の診断を受けた児童のうち、その後素行症を発症する児童は約3分の1とされています（逆にいえば、反抗挑発症の診断を受けた子の3分の2は素行症へと進展することはない、ということになります）。一方、素行症の診断を受けた児童のうち90%が、以前に反抗挑発症の診断を満たしていたことが明らかになっています。

この点から見ると、やはりこの2つの診断の結びつきは相当強いといえます。とくに男の子の場合、親の低い社会経済的地位とアルコールや薬物の乱用が、後の素行症を強く予測する、ということが示されてもいます（Loeberら、1995）[7]。

さらに、反抗挑発症の転帰として、2つのパターンが想定されています。1つは、ADHDの子の一部が反抗挑発症となり、素行症へと至り、その一部がさらに反社会性パーソナリティ障害へと発展するという、「行動障害群」です（図1-1）。

図1-1 行動障害群（外在化障害）の展開（田中、2011、一部富田改）[8]

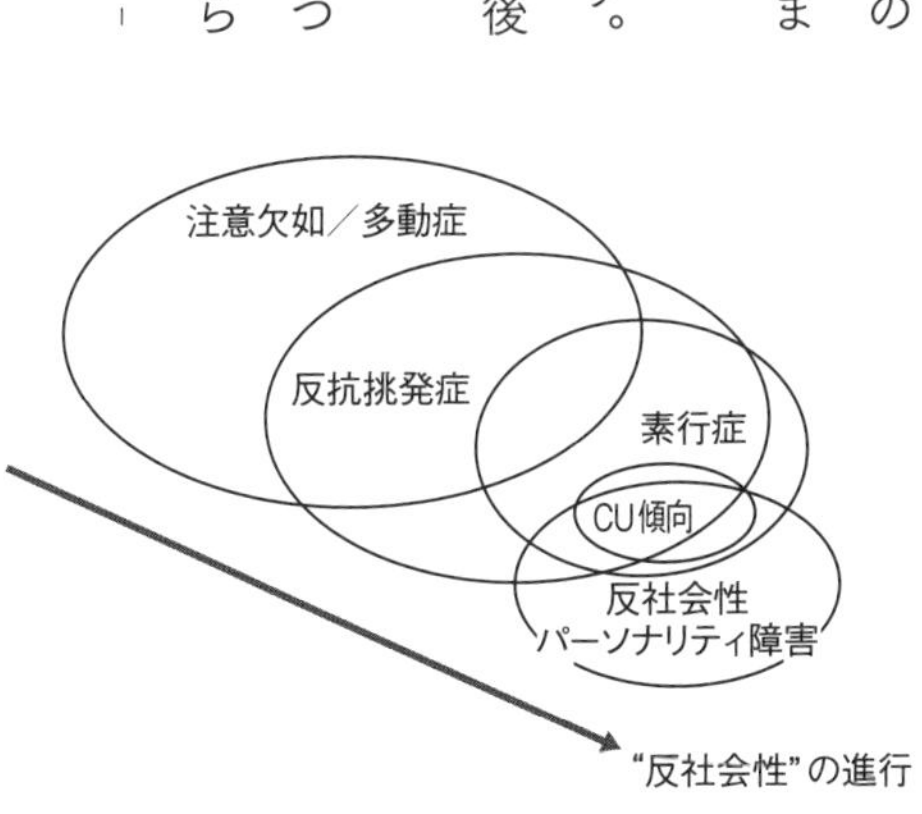

もう1つはやはりＡＤＨＤの子の一部が反抗挑発症、あるいは不安障害または気分障害となり、そこからさらに境界性、あるいは回避性、依存性のパーソナリティ障害に一部が至る「情緒的障害群」という道筋をたどるという考え方です（図1－2）。

また、これら2群は独立して進行していくのではなく、互いに移行しながら進行していく可能性もあります。また、養子研究＊において、素行症を伴うかどうかに関わらず、反抗挑発症が成人の反社会性パーソナリティ障害の前駆症状である可能性が示唆されてもいます。

さらに、乳児期の「扱いにくい」気質と小児期及び青年期の反抗挑発症には連続性があるという報告（Maziade et al. 1990）[9]があります。また、今回のＤＳＭの改定で素行症と反抗挑発症の独立性が高まったのは前述した通りですが、その一方で、反抗挑発症から素行症の中でもＣＵ特性を持っている状態へと進行し、そこからさらに反社会性パーソナリティ障害へという連続性が想定されていることは明白です。このような仮説が正しいかどうかは、まだこれからの研究を待たなければなりませんが、このような進行を見せる子がいるとすれば、それを食い止めることが非行臨床において最も重要な課題であることは確かでしょう。

図1－2　情緒的障害群（内在化障害）の展開

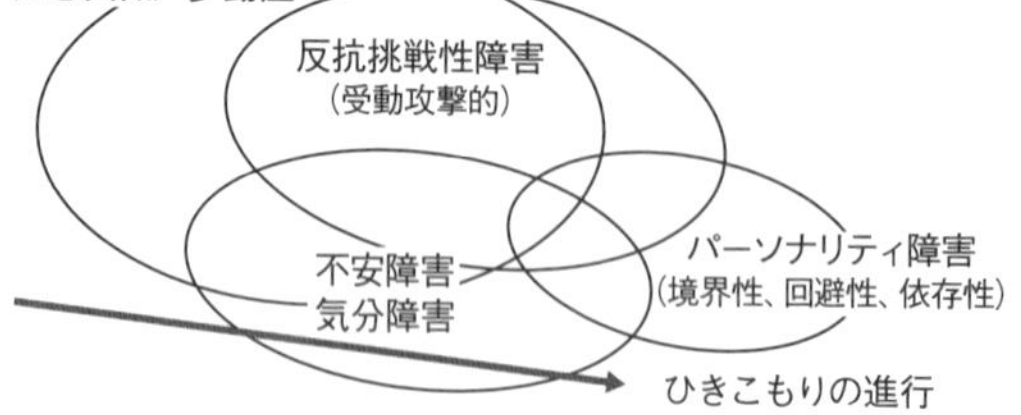

＊養子研究：養子に出された子どもの傾向が、実父母と養父母のどちらに似ているかを調査したもので、犯罪行動が遺伝する可能性を調べた代表的な研究方法の1つ。養子を調査することで、実の親がもつ生育環境や経済水準などの環境的な影響を排除して純粋に遺伝的な影響のみを評価できると考えられている。

3）有病率・性差・併存症

反抗挑発症の有病率は1〜11％であり、平均するとおよそ3・3％とされています。

性差は青年期前期では男児のほうが女児より若干有病率が高く、1・4：1ですが、青年期や成人期ではこのような差が見られなくなるとされています。

反抗挑発症も併存症が多いことが知られています。その代表は注意欠如多動症（ADHD）です。また、不安症群やうつ病、さらに物質使用障害*の併存が多いのも、素行症と同様です。またその一方、DSM-5では、子どもの情緒の問題や攻撃性に関連した鑑別すべき診断が増えています。間欠爆発症（次項参照）、重篤気分調節症（94ページ）がそれです。これらとの鑑別については、第2章で触れたいと思います。

***物質使用障害**：薬物乱用や薬物依存による障害。アルコールやカフェイン、タバコ、大麻や幻覚薬などいわゆるドラッグの使用によって生じる重大な障害や、重大な障害が生じているにも関わらず、その物質を使い続けること、およびそのことによって生じる問題を指す。

3 間欠爆発症

1）診断基準

この診断（表1－4）は、DSM－Ⅳでは「他のどこにも分類されない衝動制御の障害」という診断カテゴリーに含まれていたものですが、DSM－5からは素行症と反抗挑発症の間に置かれることになりました。それに伴って、DSM－Ⅳでは同時に診断をつけることができなかった素行症との併存が認められるようになったほか、診断基準そのものも爆発の頻度などがより具体的に示されるようになりました。

この位置に置かれてみると、素行症や反抗挑発症の診断要件のなかから、とくに爆発性、攻撃性に関する部分のみに着目し、その頻度が極端な場合を取り上げて診断することになりそうです。ただし、爆発や攻撃性の示される頻度は週に2回以上と素行症や反抗挑発症よりも高いものの、人や動物のけがや、物の破損に至ることは素行症よりも少ない、という基準になっています。

表1－4　間欠爆発症／間欠性爆発性障害（Intermittent Explosive Disorder）（DSM－5）

A. 以下のいずれかに現れる攻撃的衝動の制御不能に示される、反復性の行動爆発

(1) 言語面での攻撃性（例：かんしゃく発作、激しい非難、言葉での口論や喧嘩）、または所有物、動物、他者に対する身体的攻撃性が3カ月間で平均して週2回起こる。身体的攻撃性は所有物の損傷または破壊にはつながらず、動物または他者を負傷させることはない。

(2) 所有物の損傷または破壊、および／または動物または他者を負傷させることに関連した身体的攻撃と関連する行動の爆発が12カ月間で3回起きている。

B. 反復する爆発中に表出される攻撃性の強さは、挑発の原因またはきっかけとなった心理社会的ストレス因とはひどく釣り合わない。

C. その反復する攻撃性の爆発は、前もって計画されたものではなく（すなわち、それらは衝動的で、および／または怒りに基づく）、なんらかの現実目的（例：金銭、権力、威嚇）を手に入れるため行われたものではない。

D. その反復する攻撃性の爆発は、その人に明らかな苦痛を生じるか、職業または対人関係機能の障害を生じ、または経済的または司法的な結果と関連する。

E. 暦年齢は少なくとも6歳である（またはそれに相当する発達水準）。

F. その反復する攻撃性の爆発は、他の精神疾患（例：うつ病、双極性障害、重篤気分調節症、精神病性障害、反社会性パーソナリティ障害、境界性パーソナリティ障害）でうまく説明されず、他の医学的疾患（例：頭部外傷、アルツハイマー病）によるものではなく、または物質の生理学的作用（例：乱用薬物、医薬品）によるものでもない。6～18歳の子どもでは、適応障害の一部である攻撃的行動には、この診断を考慮するべきでない。

注：この診断は、反復する衝動的・攻撃的爆発が、以下の障害において通常みられる程度を超えており、臨床的関与が必要である場合は、注意欠如・多動症、素行症、反抗挑発症、自閉スペクトラム症に追加することができる。

また、もう1つの重要な側面として考えなければならないのは、抑うつ障害群に含まれている重篤気分調節症（第2章、94ページ参照）との診断基準の類似性です。反抗挑発症に規定されている怒りや激しやすい気分といった感情調節の不全と、うつ病群に属する重篤気分調節症とをつなぐという位置づけになりそうです。

両者の鑑別は微妙とも思えますが、鑑別点としては、重篤気分調節症の場合はかんしゃくを起こしていないときも、ほぼ常にイライラしていたり、怒っていたりしていることが診断基準として挙げられているのに対して、間欠爆発症の場合はこの症状がない、ということが挙げられます。

ただし、「繰り返される衝動的な攻撃的爆発がＡＤＨＤや素行症、反抗挑発症、自閉スペクトラム症において普通に見られるそれを越えているときは、それらの診断に間欠爆発症の診断を付け加えることができる」とされていますが、とくにそもそも普通でない攻撃性を示すことが診断要件に含まれている素行症や反抗挑発症の場合、どうやって「さらに普通でない」と判断することができるのか、またあるいはそれほど細かく攻撃性の頻度を分類することに意味があるのか、という見方は当然あろうかと思います。

しかし、ほとんど全員に素行症の診断がつく児童自立支援施設（２０３ページ参照）のような施設の中でも、飛び抜けて怒りっぽく、他の子どもから「なんなんだこいつ?」と思われている子はいるものです。そのような子に、素行症の診断に加えて、間欠爆発症という診断をつける、ということになるのでしょう。

2）予後

小児期後期から青年期に最も広くみられ、40歳を過ぎてから初発することは稀とされます。長年にわたり慢性で持続的な経過をたどるようです。

3）有病率

米国におけるデータでは、約2・7%とされています。若年者（といっても35〜40歳より若い人）ではより年齢の高い人（50歳を超えた人）よりも少ないとしています。このデータに大変な違和感があるのは、DSM-5になって診断基準としての位置づけが大きく変わったことと関係がありそうです。以前は別のカテゴリーに属していたために、この診断はとくに小児に多くつけられるものではなかったのですが、DSM-5では素行症や反抗挑発症と同じカテゴリーに置かれたために、今後その対象としては小児がクローズアップされることになるでしょう（ただし、6歳以前にこの診断をつけてはならないという以外に年齢の上限があるわけではありません）。しかし今のところまだ小児を主な対象としたデータが出ていない、ということだと思われます。

4）性差

女性よりも男性の方が有病率が高いという報告と、性差なしという報告があります。ただし、これも小児を対象としたデータが出てこないとはっきりしたことはいえません。

5）併存症

抑うつ障害群、不安症群、物質使用障害群が併存しやすいとされています。また、反社会性あるいは境界性パーソナリティ障害を持つ人、ＡＤＨＤ、素行症、反抗挑発症の既往がある人も併存のリスクが高いとされていますが、ここで「既往」、つまり過去にその診断を受けていた人、という記述になっているのも、以前のカテゴリーでは本診断の対象が主に成人であったことが明らかに影響しています。

6）想定される要因と対応

間欠爆発症の診断の場合もその原因は明確ではありません。ただ、このような事例に対して、以前から多くの医師は脳の問題を疑い、薬物による治療を試みてきたと思います。実際いくつかの文献で、衝動の制御に関わる情報伝達物質であるセロトニン系の活動の低下が指摘されていますし、前頭前皮質の異常が報告されています。もちろん、遺伝的な要因も想定されているほか、幼少時からの虐待の影響も指摘されています。

また以前は、かんしゃくや爆発性といえば、てんかんとの関係が想定されたものでした。古くはクレッチマーという精神科医が、てんかんと粘着気質との関係を指摘しています。粘着気質というのは、几帳面で生真面目、礼儀正しく、筋を通そうとするところがあり、考えを容易に変えないじっくり型で、時に頑固なところがあり、忍耐強いのですが、限界を超えると時に爆発するといった気質*のことをいいます。

非行少年に脳波の異常が比較的多いことは昔から知られていて、非行少年の爆発性と関連づけて論じられることが多かったのですが、直接的な因果関係は証明されていません。また、脳波の異常があるからといって必ずしもてんかん発作が起こるわけではありませんが、脳波の異常があってかつ爆発性が認められる場合は以前から抗てんかん薬が用いられることが多く、その有用性は広く認められています。そのため、間欠性爆発症の子に脳波異常が認められる場合、抗てんかん

＊気質：性格の基礎にあって、生物学的に規定されていると考えられる生来性の特質のこと。「性格」は環境から影響を受けて後天的に形成される、人間一人ひとりに特有な心理的な特徴のことをいう。

薬が使用されることになると思います。

ただし、DSMでは、攻撃性・爆発性とてんかんの関連が認められる場合は間欠性爆発症の診断を付けてはならないと述べる一方、(明らかなてんかんの脳波ではない)非特異的な脳波異常は間欠性爆発症の診断と矛盾しないとしています。てんかんと間欠性爆発症の線引きはいうほど簡単ではないでしょう。

ここまで、DSM-5の診断グループの1つである「秩序破壊的・衝動制御・素行症群」の主な3つの診断である、素行症、反抗挑発症、間欠爆発症を見てきました。次にこの診断グループに属する、残る2つの診断「反社会性パーソナリティ障害」と「放火症・窃盗症」をまとめて見ていきます。

4 反社会性パーソナリティ障害

1) 診断基準

表1-5を見てください。診断基準を見るととんでもないはた迷惑な人であることがわかります。ここでも行動レベルで診断基準が記述されていますが、それでも「良心の呵責の欠如」「一貫して無責任」「いらだたしさおよび攻撃性」と

表1－5　反社会性パーソナリティ障害（DSM－5）

A. 他人の権利を無視し侵害する広範な様式で、15歳以降で起こっており、以下のうち3つ（またはそれ以上）によって示される。

(1) 法にかなった行動という点で社会的規範に適合しないこと。これは逮捕の原因になる行為を繰り返し行うことで示される。
(2) 虚偽性。これは繰り返し嘘をつくこと、偽名を使うこと、または自分の利益や快楽のために人をだますことによって示される。
(3) 衝動性、または将来の計画を立てられないこと。
(4) いらだたしさおよび攻撃性。これは身体的な喧嘩または暴力を繰り返すことによって示される。
(5) 自分または他人の安全を考えない無謀さ。
(6) 一貫して無責任であること。これは仕事を安定して続けられない、または経済的な義務を果たさない、ということを繰り返すことによって示される。
(7) 良心の呵責の欠如。これは他人を傷つけたり、いじめたり、または他人のものを盗んだりしたことに無関心であったり、これを正当化したりすることによって示される。

B. その人は少なくとも18歳以上である。

C. 15歳以前に発症した素行症の証拠がある。

D. 反社会的な行為が起こるのは、統合失調症や双極性障害の経過中のみではない。

いった表現は用いられており、それはこれこれの行動で示される、という形をとっています。

18歳以上であること、という制限がついているのはそもそもパーソナリティが固まっていない段階で「パーソナリティの障害」という診断がつけられるべきでない、という考えによるものです。

診断基準としての最大の特徴は「15歳以前に素行症を発症している」ことが必須条件となっていることです。つまり、素行症から反社会性パーソナリティ障害へと進行するというルートが診断基準上も明確に述べられているわけです。

2）予後

これまでの研究によると、素行症の子どもの25％から40％が成人期に反社会性パーソナリティ障害の診断を満たすとされています（Robins,1966[10] / 1978,[11] Zoccolillo, Pickles, Quinton & Rutter, 1992,[12] Storm - Mathisen et al. 1994）[13]。素行症の診断がかなり広い範囲の子どもにつくことを考えると、これは相当高い数値のように思えますし、重度の非行少年を対象とする施設に勤務している人間の臨床感覚ともズレがあります（これほど多いとは到底思えない）が、論文ごとの数値のばらつきは小さく、その点では信頼できる数値といわなければなりません。＊

＊この逆方向、つまり反社会性パーソナリティ障害の診断を受けた成人のうち、どのくらいの割合が児童期に素行症の診断を受けているかというと、現在の診断の定義上100％ということになる。

また、とくに危険なのは若年からの素行の問題に物質乱用が重なった場合だとされています（Myers et al. 1998)[14]。

これらのことから、逆にいえば、反社会性パーソナリティ障害の幼若型が素行症、ということになるわけです。ただし、前述のとおり、素行症の診断がつく子の半分以上、あるいは４人のうち３人は、反社会性パーソナリティ障害には発展しないということは忘れないで下さい。

児童精神科医の齋藤万比古は、「人の可塑性《かそせい》が高まる時期が２つある。１つは乳幼児期で、もう一つは思春期だ」と述べています。これを裏づけるかのような、攻撃行動と発達の関係を調べた追跡研究があります。キングストンとプライア、およびローバーとヘイによると、攻撃行動が収まる時期は幼児期から小学生への移行期（2～8歳）と、後期青年期から成人期早期（15～17歳）に集中しています（Kingston & Prior, 1995[15], Loeber & Hay, 1997[16]）。幼少期の重要性はいわずもがなですが、思春期もまた、大きなチャンスだということに注目する必要があります。

一方悪化していく場合、概観すれば、反抗挑発症↓場合により間欠性爆発症を伴う↓素行症、小児期発症型、かつ特記事項を満たすもの↓反社会性パーソナリティ障害、と進行・悪化していく、というルートが想定されます。このような進展をたどるのが素行症の中核群、といえるかもしれません。

ただし、筆者が勤務する国立児童自立支援施設は、地方の児童自立支援施設では対応が難しい非行少年が全国から集まるところであり、かつ少年院よりも年齢層が低いこともあって、小児期発症型の素行症の診断がつく子どもが過半数を占めます。つまり、素行症の中核群が集まるはずです。

しかし、一人ひとりの子どもに接してみると、素行症の「特記事項」を満たすような、本当に対人共感性の欠如した事例に出会うことはまれです。これは、彼らがまだ前思春期という成長の途上にあって、人格が固まっていないことによるのかもしれません。一方、このような進展をたどり、かつ併存症も認めないような、いわば純粋な素行症に、果たして精神医学が有効な治療手段を持ちうるのか、という問題もあります。

なお、この反社会性パーソナリティ障害は、近年一部で話題となったサイコパス（精神病質）概念と類似のものです。サイコパスにはさまざまな定義が存在しますが、代表的なものとしてヘア*が作成したサイコパス・チェックリストを見てみましょう。これまで見てきた素行症、反抗挑発症、反社会性パーソナリティ障害の診断基準との類似が明らかですが、とくに前述したＤＳＭ-５の素行症診断基準に登場した「該当すれば特定せよ」項目と重なる部分が多いのがわかります（表１-６）[17]。

＊ロバート・Ｄ・ヘア（１９３４年〜）：カナダの犯罪心理学者。サイコパス・チェックリストを作成。

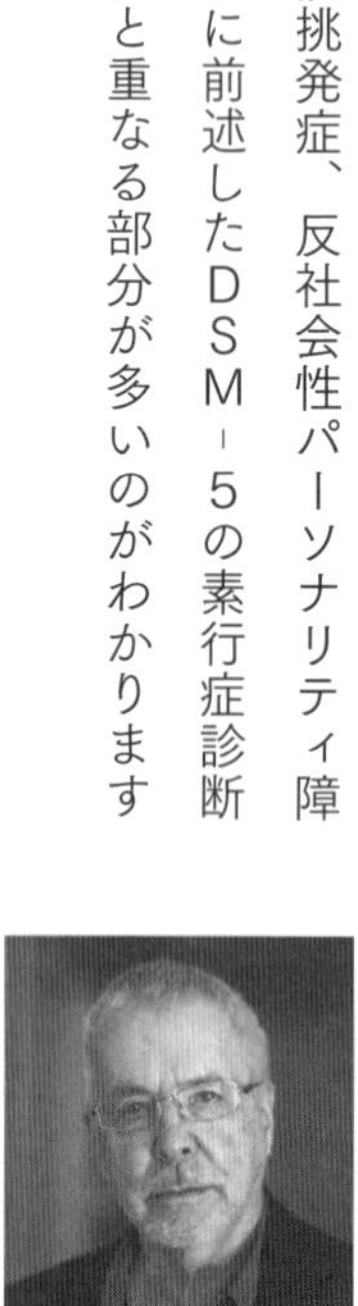

表１-６　サイコパス・チェックリスト改訂版

ファクター１：情動的要因
1. 饒舌で表面的な魅力
2. 自己の価値に関する誇大な感覚
3. 病的なほどの嘘つき
4. 狡猾で人を操ることに長けている
5. 後悔や罪の意識がない
6. 情感に深みがない
7. 共感能力が欠如しており冷淡
8. 自分の行動の責任を受け止めることが出来ない
ファクター 2：反社会的生活様式要因
1. 退屈しやすく刺激を欲する
2. 寄生虫のようなライフスタイル
3. 貧弱な行動抑制
4. 無分別な性的行動
5. 現実的な長期目標がない
6. 衝動的
7. 無責任
8. 少年非行
9. 幼い頃の問題行動
10. 執行猶予の撤回
いずれのファクターにも相関関係がない特徴
1. 多くの短期間の婚姻関係
2. 犯罪的多様さ

出典　Hare & Neumann（2008）。

注　・評定は20項目に対して、「いいえ　0点」、「おそらく　1点」、「はい　2点」の3件法で行う。
・成人で30点を超えるとサイコパスとされ、20点未満であるとサイコパスではないと見なされる。
・評価には高度な専門的知識や技術が必要なため、安易な使用は戒められている。

3）有病率・性差

有病率は0・2～3・3％とされます。日本では信頼しうる統計は見当たりません。明らかに男性に多いとされますが、素行症の診断基準での直接的攻撃の重視が、女性の反社会性パーソナリティ障害の過小評価につながっているのではないかともいわれます。

5　放火症・窃盗症

1）診断基準

この2つの診断（表1－7、表1－8）は、古典的な犯罪学で重視されていたもの（それぞれ放火狂ピロマニア、窃盗狂クレプトマニアと呼ばれていた）で、いずれも、放火する行為そのもの、あるいは物を盗むという行為そのものに快感を覚え、またそうすることへの衝動に抗することができないことを特徴としています。いずれも、素行症や躁病、反社会性パーソナリティ障害でその行動に説明がつく場合は、この診断はなされないことになっています。

表1－7　放火症（Pyromania）（DSM－5）

A. 2回以上の意図的で目的をもった放火。

B. 放火の行為の前の緊張感または感情的興奮。

C. 火災およびそれに伴う状況（例：消火設備、その使用法、結果）に魅了され、興味をもち、好奇心をもち、ひきつけられること。

D. 放火した時の、または火事を目撃したり、またはそこで起こった騒ぎに参加する時の快感、満足感、または解放感。

E. その放火は、金銭的利益、社会政治的イデオロギーの表現、犯罪行為の隠蔽、怒りまたは報復の表現、生活環境の改善、幻覚または妄想への反応、または判断の障害の結果（例：認知症、知的能力障害［知的発達症］、物質中毒）によってなされたのではない。

F. その放火は、素行症、躁病エピソード、または反社会性パーソナリティ障害ではうまく説明されない。

表1－8　窃盗症（Kleptomania）（DSM－5）

A. 個人用に用いるためでもなく、またはその金銭的価値のためでもなく、物を盗もうとする衝動に抵抗できなくなることが繰り返される。

B. 窃盗に及ぶ直前の緊張の高まり。

C. 窃盗に及ぶ時の快感、満足、または解放感。

D. その盗みは、怒りまたは報復を表現するためのものではなく、妄想または幻覚への反応でもない。

E. その盗みは、素行症、躁病エピソード、または反社会性パーソナリティ障害ではうまく説明されない。

2）有病率

放火症：不明。非常にまれとされ、放火常習犯の中でも放火症の全ての診断基準を満たす症状があるのは3・3％に過ぎなかった、という報告があります。また、若年の放火は、素行症、注意欠如多動症、適応障害などと関連しているとされます。

窃盗症：非常にまれ。約0・3から0・6％とされます。

3）性差

放火症：男性にずっと多いとされ、とくに社会的技能が不良で、学習困難を持つ者に多いとされます。放火が「弱者の犯罪」といわれる由縁です。

窃盗症：「秩序破壊的・衝動制御・素行症群」の中で唯一、女性が多いとされ、男女比は1：3とされています。

6 非行と素行症はどう違う？

ここまで診断基準を見てきても、非行と素行症はどう違うのか釈然としないという方は多いと思います。いったい、これは本当に精神障害なのか？　診断をつけることに意味があるのか？　といった疑問は当然です。精神科医の中でも、この点に関する議論はやはり存在します。

もちろん、定義の上からいえば、素行症と非行は異なります。形式的には、反社会的行動が単発であっても結果がある程度重篤であれば非行ではあるけれども素行症ではありません。また逆に、結果が軽微であっても反復されれば素行症ではあるけれども法的には非行と認められない可能性がある、ということができます（図1－3）。

では、反社会的な行動をとる子を、「非行少年」「不良少年」と呼ぶかわりに「素行症」という精神障害を持つ子と呼ぶことに、意味があるのでしょうか。この疑問に応えるためには、この診断基準を作ったアメリカと、日本における素行症に関する考え方の違いを理解することが役に立ちます。

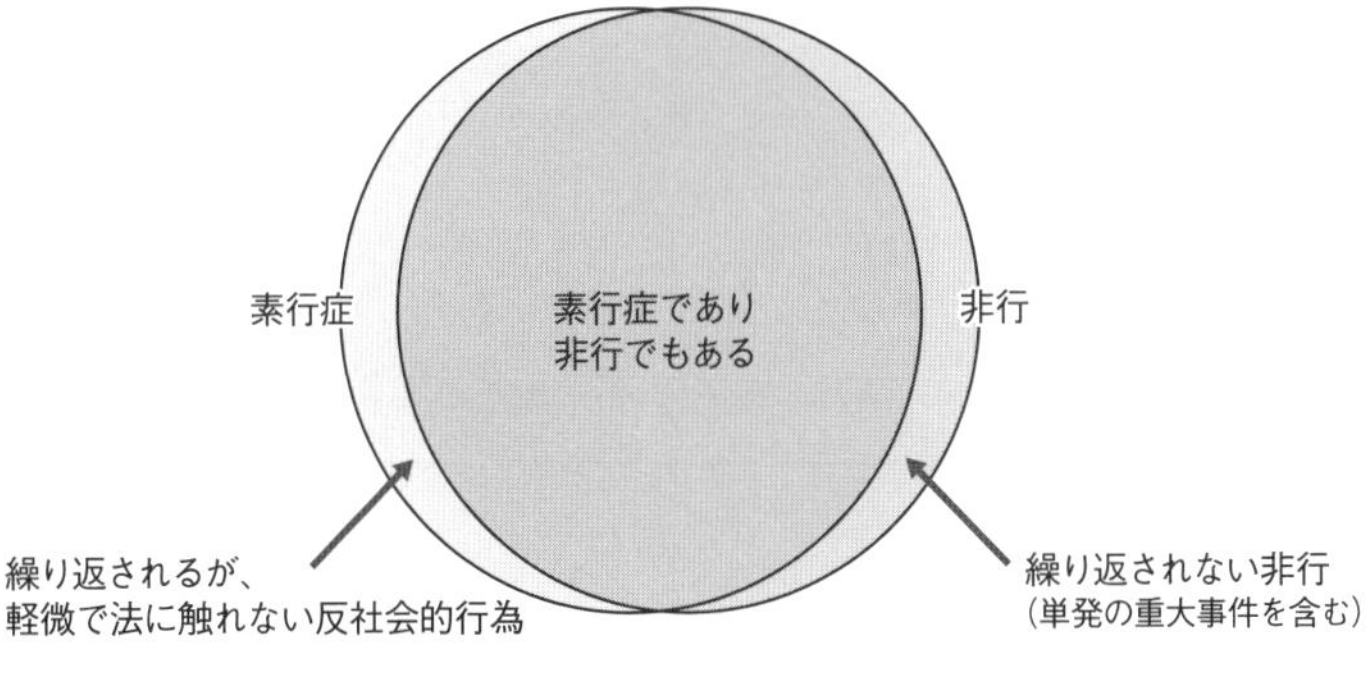

図1－3
素行症と
非行の関係

日本では素行症が「非行の精神医学的な定義である」と説明されることも少なくありません。ところが、本家であるアメリカの児童青年精神医学会（AACAP＊）の一般向けのホームページでは、「この障害を持つ少年たちは、ルールに従うことや社会に受け入れられるようなやり方でふるまうことに大変な困難を抱えています。彼らは他児童や大人たちや社会機関から、しばしば、精神の病気mentally illというよりも、悪い子badあるいは非行児とみなされます」と記述されています。

また、2015年にアメリカで出版された代表的な児童精神医学の教科書の素行症の章でも、その冒頭で、反抗挑発症と素行症はまだ「本当の（"true"）」精神障害ではなく扱いにくくて悪い子と見える子どもの性格の欠陥だと見なされがちだが、これは不幸なことであり、彼らは本当に真の精神障害によって悩まされているのだ」と力説しています。[18]

つまり、日本においては素行症を「非行を精神医学で扱う上での便宜的な定義」と捉える傾向が強いのに対し、アメリカでは、非行とは異なる、1つの実体を持った精神障害として捉えようとしているようなのです。

しかし、では素行症ではない「悪い（bad）子」「非行児」がいるということになりそうですが、これまで見てきたように素行症の診断は相当広い範囲の反社会

＊AACAP：American Academy of Child and Adolescent Psychiatry.

的行動の項目を3つ満たすだけでつけられるため、これを満たさない「悪い子」「非行児」が存在するのか、という疑問がすぐに浮かびます。存在するとしたら、単発で重大事件を起こした子と、非常に問題行動の少ない、ごく軽度の非行児だけしか残らないのではないか、と思えます。あまりにも多種多様なものを反社会的な行動、しかもそれほど重大でないものも含めて1つの診断の名前でまとめてしまった点に、無理があるとも思えます。これに対する1つの解決策が、DSM－5で現れた冷情—非情緒的傾向に関する「特定せよ」項目です（14ページ表1－1参照）。この項目に該当するような事例を対象として扱うことで、よりはっきり見えてくるものがあるのではないか。そう期待されますが、現状では素行症と非行をはっきり切り分けて話をすすめることは難しく、本書でも以下の章でどうしても両者が混在してしまうことをお断りしておかなければなりません。

7 素行症と診断した医師に聞いておきたいこと

素行症の診断を受けた子どもの関係者にぜひやってもらいたいことがあります。どういう意味で素行症という診断をつけたかを、その医師に確認して欲しいのです。というのは、他の障害の診断と違って、医師によって診断をつける意味が異なることがあるからです。これには大きく分けて、3つあります。

① 診断基準に従ってつけた

② （精神鑑定などでよくあるパターンですが）この子は他の子と違うところがあるということを伝えたいけれど、他の精神科的診断はつかないから、（もちろん、診断基準は満たすので）素行症とつけた

③ この子はこのままほっておくと、パーソナリティ障害になりかねないから、今のうちにしかるべきケアをしなければ、という警告の意味を込めて（これももちろん診断基準は満たしているという前提で）つけた

この3つは重なる部分も多いのですが、精神科医が素行症と診断をつける場合、このいずれかの意味を込めていることが多いと思います。もちろん、診断名だけではこのいずれなのかはわかりませんから、診断した医師に尋ねて欲しいのです。それぞれ、周囲のとるべき対応が違ってくるはずです。

第2章

素行症・反抗挑発症と関わりの深い要因は何か？

生物・心理・社会モデル

1章で見たとおり、DSM－5は、原因に言及しない診断基準です。素行症や反抗挑発症になる原因については、まったく触れません。しかし、彼らの行動の悪化を防いだり、再非行を防ぐためには、なぜ彼らがそういう状態に陥るのかを知る必要があります。

この際に有効な一つの見方として、1970年代にエンゲル*が提唱した「生物－心理－社会モデル」(Bio-Psycho-Social Model)[1]があります（図2－1）。

これは当初新しい医療モデルとして、人を生物学的な面からばかり見るのではなく、心理面、社会面からも見ていくべきだ、として提唱されたもので、現在では人をいわば全人的に見るための見方として、医療だけにとどまらず、福祉の分野などでも広く使われているモデルです。

とくに素行症の場合、診断基準そのものが反社会行動からだけ定義されていることからもわかる通り、例えば生物学的な面だけから見ても全く問題の解決の糸口は見つかりません。その子どもの生物学的な側面、心理的な側面、社会的な側面のそれぞれを切り離すことなく、総合的に見ていかなければならないのです。

では、このモデルに沿った形で、素行症・反抗挑発症と関わりの深い要因は何かを見ていきたいと思います。①生物学的な要因、②心理的な要因、③社会的な

***エンゲル（G・Engel、1913〜1999年）：**米国の精神科医。生物学的、心理的、社会的要因が健康上の成果に影響を与えるという「生物－心理－社会モデル」(Bio-Psycho-Social Model)を提唱。

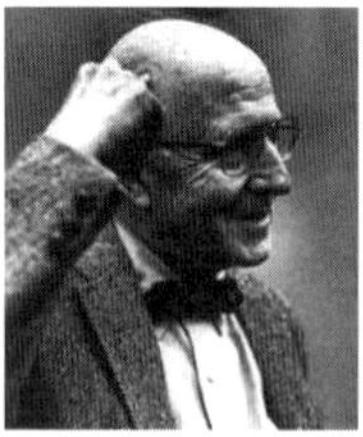

図２－１　素行症の多相・多因子化「生物－心理－社会モデル」

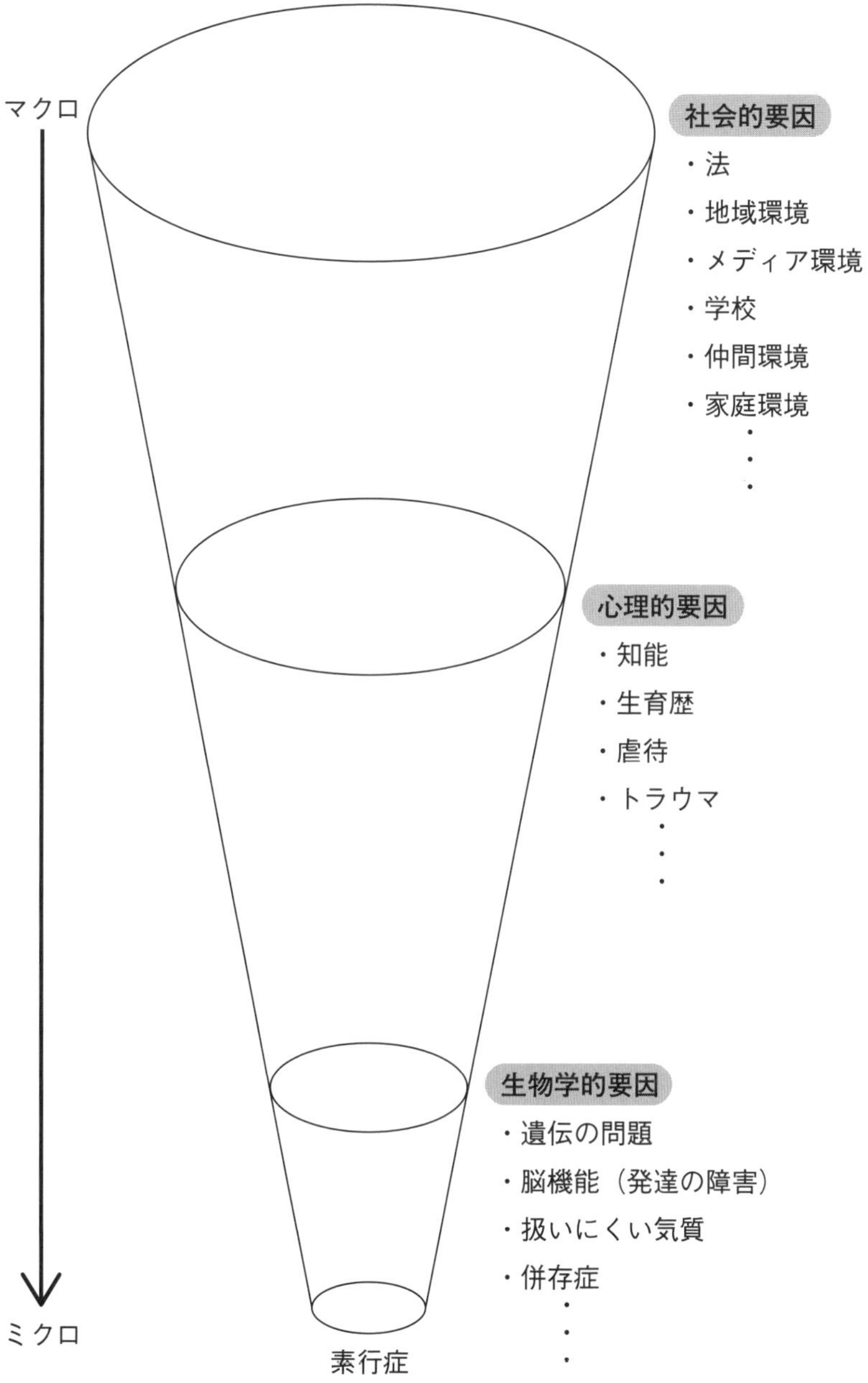

要因という3つの面から見ていきますが、これらは入れ子構造であることに注意が必要です。

例えば、ADHDを生物学的な要因として取り上げていますが、ADHDもまた、生物－心理－社会的な面を持つのは当然です。また、虐待を心理的な要因として記述していますが、虐待もまた、社会的な面だけでなく、生物学的な要因も遺伝子レベルから切り離せない面を持っていることがわかってきています。そういう意味で入れ子構造ですし、3つの面を切り離して考えることはやはりできないのです。このように考えると、精神科の診断の中でも、素行症ほどその病因が複雑なものはないといってもいいかもしれません。どんな精神障害も、3つの要因と無縁ではありませんが、素行症ほどこのモデルに合致する障害はない、といっていいでしょう。

例えば、素行症の診断がつく児童の多くは衝動性の高さを示します。この背景として脳の機能的な要因があることも考えられます（生物学的要因）。虐待などの不適切な子育てや、学業の不振による自信の喪失など、心理的な問題が、非行の遠因や引き金になっています（心理的要因）。貧困や、反社会的なグループへの接近など、社会的な要因が非行に影響していることはこれまで繰り返し指摘されています（社会的要因）。

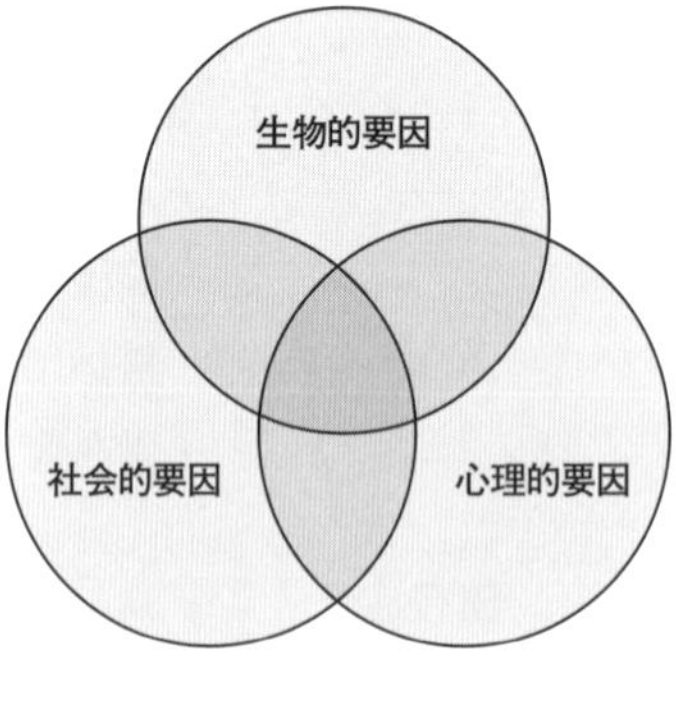

図2－2
素行症の要因
3つの面

どの要因をとっても、1つの要因だけで非行が起こることは考えられません。どのような生物学的要因、例えばどのような精神疾患でも（素行症を除く）100%非行を引き起こす、などということはあり得ませんし、極端な虐待を受けている子もその多くは非行に走りません。どんなに貧困で、反社会的な地域に住んでいても、罪を犯さない子がいることは間違いないのです。

つまり、生物－心理－社会の3つの要因が重なりあったときに、初めて非行が起こる、と考えたほうがよさそうです。あるいはさらに、それでも非行を起こさない子は大勢います。

日本での児童福祉は、孤児と非行児への対応から始まったといってよいと思われますが、その草分けの時期、まず最初に注目されたのは家庭環境という社会的要因でした。ついで、戦後、非行少年への「科学的処遇」がうたわれるようになった時、最も脚光を浴びたのは心理的側面でした。少年院では心理療法の導入も進みました。

1980年にDSMに素行症（当時の訳語は行為障害）という診断名が登場し、また素行症とADHDをはじめとする発達障害との関連が注目されるようになり、非行の生物学的側面が注目されるようになりました。

つまり、まずは社会的な面、次いで心理的な面、それから生物学的な面が取り上げられるようになったのです。

また、その一方で、医学的診断はそのわかりやすさもあって、いったん診断がつくとそこに注目が集まりがちです。少年犯罪の精神鑑定で、鑑定医がいかに総合的な見地から鑑定書を記述したとしても、世間の関心は診断名のみに集まりがちです。例えば発達障害の診断がつくと、犯罪とその診断が直接的に関連するかのように誤解されてしまいます。この時、発達障害を持つ子どものほとんどが犯罪を起こさないというごく当たり前の事実はほとんど取り上げられないのです。

心理面、医学的側面に注目が集まることの結果として、非行の社会面について、以前ほど重きが置かれなくなっている感があります。社会の犠牲者としての非行少年、というふた昔ほど前ならばごく当たり前に語られていたことが、今はいい出しにくくなっている、といえないでしょうか。社会面の軽視は、働きかけの面においてとくに顕著です。どうしても、心理的治療や医学的治療に重きが置かれがちで、社会的な側面からのアプローチの重要性が忘れられがちです。

しかし、これらの点に注意を払うことができれば、現在は非行を非常にバランスよくとらえることができる時代になった、ともいえそうです。

1 生物学的な要因と併存症

素行症が均一な群ではない以上、ただ1つの生物学的背景でその行動を説明できるはずがありません。素行症には併存症（障害）があるのが普通です。これは裏返せば、素行症という診断が生物学的に見て均一の集団ではないことの1つの証拠です。

例えば、併存症の1つである発達障害だけで非行が生じる、ということは考えられません。ここは強調しておかなければなりません。しかし、ある子どもの非行に発達障害の特性が影響を及ぼしているとしたら、それを見落とすことは避けなければなりません。素行症の問題行動があることによって、むしろ併存症は見逃されがちなのです（安藤、2006）[2]。非行のある子に児童相談所が関わり、いくつかの施設を経て、国立の児童自立支援施設に来て初めて、自閉スペクトラム症の存在に気づかれる、ということも実際に起こります。

一方、齋藤らが全国の精神科及び小児科医師を対象にして行った調査によれば、医療機関が素行症の診療を行う条件として、「併存症の有無を考慮する」という回答が74%を占めています。つまり、なんらかの併存症があって初めて素行症を診療することができる、と考える病院が多いのです。このことは、①素行症そのものへの有効な医療的な手段が現在のところ明確には存在しないこと、またその一方、②併存症を持つ素行症であれば、その併存症への治療を行うことで、その軽快に伴って素行症も軽快する可能性があると考えられていること、を示しています（齋藤、2013）[3]。

もちろん、生物学的な要素には、併存症だけが考えられるわけではありません。例えば、重大犯罪を犯した非行少年に男性ホルモンの一種であるテストステロンの濃度が高い事例があるとか、非行少年は安静時の心拍数が低い、といった生物学的な要素が以前から知られています。しかし、残念ながらこれらの知見は今のところ臨床上ほとんど役に立ちません。ですから、ここでは臨床上重要と思われる8つの代表的な併存症を取り上げます。

1）注意欠如／多動症（ADHD）

①特性

まず取り上げるべきは注意欠如／多動症（以下ADHD）です。素行症や反抗挑発症にもっとも併存しやすいとされているからです。ADHDは発達障害の一種であり、その主な特性として、不注意・多動・衝動性の3つが挙げられます。

不注意は、気がそれやすいことや、忍耐力に欠けること、集中を続けることが難しかったり、行動にまとまりがないことで示されます。多動性は場にそぐわない形で動きまわることや過剰にそわそわすること、しゃべりすぎること（いわゆる口の多動）などで示されます。衝動性は事前に見通しを立てることが苦手で即座にことを始めてしまうこと、順番を待つことができないこと、話に横から口を出さずにいられないことなどで明らかになります。もちろん、これらは誰にでもあることですが、それがいずれも極端な場合にADHDを考慮することになります。

②素行症との関わり

アンゴールド（Angold, 1999）らは、反抗挑発症または素行症のある人々にADHDを3・1〜41・0％の割合で認めたと報告しています[4]。また逆からみると、ビーダーマン（Biederman, 2007）らはADHDのある子どもの40〜60％に反抗挑発症を認めたとし[5]、クリスチャンセン（Christiansen, 2008）らも、ADHDの事例の30〜60％に素行症や反抗挑発症の併存を認めています[6]。

とくにアメリカにおいては反抗や非行の問題はADHDとの関連が極めて重視

されてきました。ＤＳＭ－Ⅳまでは、ＡＤＨＤが素行症、反抗挑発症と同じ障害群（「注意欠如及び破壊的行動障害」群）に属していたことからも、それがわかります。

素行症にＡＤＨＤを合併すると、素行症だけの場合より破壊的行動を引き起こす年齢が低下し、より重症である傾向が高く、より継続しやすいとされています。

一方、ファラワン（Faraone, 1997）は、ＡＤＨＤのみの群と、ＡＤＨＤに素行症が重なっている群では遺伝的に違う群である可能性がある、としています。[7] また、杉山（２００２）はＡＤＨＤの児童のうち、非行と関連が深いのは被虐待経験が絡んだケースだと述べています。[8]

ローバーら（Loeber et al. 1995）はＡＤＨＤが素行症を持続させるというより、その発症に関わっている可能性が高いとしています。[9] また、シュタイナー（Steiner）らは家族の働きが、素行症の発症に対するＡＤＨＤの影響を弱めるとしています。[10] つまり、こうしてみるとＡＤＨＤと素行症の関係は強いものの、そのつながりは決して単純なものではないことがわかります。

国立児童自立支援施設に措置される重症の非行児童の場合、入所児童の約４人に１人の割合でＡＤＨＤの診断がつきます。これは、一般の子どもにおけるＡＤＨＤの割合である、約５％の５倍に相当します。また、興味深いことに、この４

人に1人という比率は、女児でも変わりません[11)12)]（一般には男女比は2：1）。モントゥーら（Monuteaux et al. 2007）は女子でもADHDがある場合には素行症の発症の危険性が高まる、としています[13)]。

この点に関して問題だと思われるのは、現在でも女子の場合は国立施設に至るまで、ADHDの診断がつけられていない子が少なくない、ということです。男子の場合でも、10年以上前には施設に入所して初めてADHDの診断がつけられる、ということが少なくありませんでした。しかし、最近は発達障害が社会に広く知られるようになったこともあり、国立施設に至るまでADHDが見逃されるという事例は男子では少なくなってきました。しかし、女子の場合、まだまだ見逃されていることが多いように思えます。

また、ADHDを持つ児童は虐待を受けやすいことが知られています。これはADHDの持つ不注意、多動性、衝動性といった特性により、大人にとって育てにくいことが多いからだと考えられています。実際、施設に措置されてくるADHDの子どもは、その多くが虐待を受けています。ただし、周囲から見ればやはり虐待といわざるをえないものの、本人の特性もあって親が思いあまって手を出してしまい、そのことに親自身が悩んでいる、というケースが少なくないのもADHDを持つ非行少年の家族の特徴といえます。

つまり、非行少年にＡＤＨＤの子が多いのは確かなのですが、それはＡＤＨＤの特性そのものが非行を引き起こすのではなく、ＡＤＨＤという特性に不適切な養育（虐待や周囲の無理解、ケアの放棄なども含む）が重なって初めて、非行につながると考えられるのです。

私が経験した事例でも、早期にＡＤＨＤの診断・治療を受けていれば非行が深刻化しなかったのではないか、と思える事例が少なくありません。また、診断自体は早期についていたけれども、保護者が納得せず、投薬などの治療ができないまま、その後深刻な非行に至ったという非常に残念な事例もときに見受けられます。ですから、ＡＤＨＤ、とくに虐待を伴う事例を早期に発見して適切な養育や治療を行うことが、非行の予防に関しても非常に重要なのです。

なお、診察室での面接の情報だけでＡＤＨＤの診断をすることはできません。その子の生育歴、とくに小学校低学年くらいまでの幼少期の状態と、最近の生活全体の様子を把握して初めて、診断が可能なのです。また一方、充分に注意すべきこととして、虐待を受けた子がＡＤＨＤとよく似た、不注意、多動、衝動性という特性を示すことが知られています。それが診断を難しくしている例が少なくありません。

症例1　ADHDを伴う素行症　ヒロシ君

ヒロシ君は、男2人兄弟の2番目として生まれました。小さいころから活発な子でした。活発が行き過ぎて、幼稚園では他の子が遊んでいるのに、待っていることができずにその子のおもちゃを取り上げてしまって喧嘩したりすることが多かったようです。高いところに登るのも大好きで、そこから飛び降りたり、あるいは何でもないところで転んでしまったりすることも多く、けがが絶えません。車に気づかずに道に飛び出すことも多く、あやうく轢かれかけたことが何度もありました。

小学校に入ってからは教室でじっと座っていることが難しいようで、たびたび先生に注意されました。また乱暴なところがあるために、小2のころには他の子から避けられるようになってしまいました。そのせいもあってか小学校4年生の時には既に他の小中学校の生徒とつるむようになりました。親が学校に呼び出されることも増えました。成績も伸び悩み、年の離れたお兄ちゃんが有名大学に入ったこともあり、両親はつい、兄と比較して叱ることが増えました。「どうして、お兄ちゃんは1回でいうことを聞くのに、あなたはなぜ何度いっても聞こうとしないの?」といった具合です。

　中学校に入ったころには周囲から完全に非行少年と目されるようになり、実際、些細なことから他の生徒と口論になり、止めに入った教員をひどく殴ってしまい、学校に勧められて児童相談所に両親とともに相談に行くことになりました。

〈どのように働きかけるか?〉

　この事例は、ＡＤＨＤを持つ非行少年の経過の典型といえます。ヒロシ君は、ツッパっていますが、自分が人と、とくに兄と比べて不注意だったり、落ち着きがなかったり、衝動的だったりすることに自分でも気づいており、それを自分でもどうすることもできず、実は強い劣等感に悩んでもいました。両親はヒロシ君を何とかしたいと思っており、繰り返し話もしているのですが、行動に変化はありません。お父さんは思いあまって手を上げたことも何度かはあるのですが、けがをさせるような暴力を振るうことはありませんでした。

　このような事例の場合、両親は途方に暮れてしまい、無力感、罪悪感にとらわれていることも少なくありません。周囲や学校からも育て方の問題、果ては虐待では? とほのめかされることもあります。しかし、両親にヒロシ君に対する愛情がないわけでは決してなく、何とかしたいと思いながらも、有効な方法を見つけることができずに来たのです。

〈医療がどう役に立つか?〉

彼の場合は、医療が非行に対して直接的に役立つことができる、最も典型的な例といっていいでしょう。

まずは、きちんとした診断を行います。診断は診察室での問診や行動観察だけでできるものではなく、親や学校からの、生育歴を含めた情報の収集が不可欠です。ADHD-RS*、CBCL*をはじめとして、診断の補助となる評価尺度がいくつも開発されています。

それに基づいて、学校、児童相談所、場合によっては特別支援教室の利用も視野に入れて、診断を伝えることで、ヒロシ君に対する対応の仕方を話し合いました。両親には、ヒロシ君の行動の多くがADHDの特性に影響されたものであり、しつけのせいではないこと、兄との違いはADHDの存在によるところが大きいため、兄と決して比較しないことをまず伝えました。そのうえでペアレントトレーニング*と呼ばれる、ADHDの子にふさわしい両

***ADHD-RS:** ADHDの診断の補助や重症度の評価のために広く使われている評価尺度。項目はDSMの診断基準に沿って作られている。

***CBCL:** 157ページ参照。

***ペアレントトレーニング:** 187ページ参照。

親の対応の方法を学んでもらうことにします。

両親、ヒロシ君と相談のうえ、薬の服用を考慮します。両親もはじめは精神科の薬を使うことに躊躇があり、またそれ以上にヒロシ君の抵抗は強かったのですが、本人自身が困っていること、例えば物忘れが激しいこと、集中が続かなくてイライラしがちなこと、などに焦点を当てて、説得に努めます。両親の勧めもあって、一度使ってみると「頭がすっきりする」「なんだか周囲がくっきり見えるようになった気がする」などと好印象を持ったようでした。

〈働きかけの効果〉

学校では、明確な指導の指標が得られたこと、また薬が明らかに奏功して教室でのトラブルが減少したことにより、ヒロシ君の評価は大きく上がりました。

もちろん、ヒロシ君のすべての行動が変わったわけではありません。ほかの学校の子との付きあいが続いていることは一番大きな懸念点です。その子たちと既に関係があった児童相談所との連携で、どのようにこれをコントロールできるかがカギを握りそうです。

残念ながら後日、ヒロシ君は他校の生徒と一緒になってほかの非行グループと派手な喧嘩をしてしまいます。そのとき、彼だけがバットを持ち出して相手に大けがを負わせてしまったことが重く見られ、児童相談所から児童自立支援施設に送られることになりました。

児童自立支援施設でも、当初入所に納得できずに荒れてしまい、職員に暴力を振るうこともありましたが、職員との関係ができるに従い徐々に落ち着きを見せはじめ、1年半で高校受験とともに退所となりました。もともと知的な能力は高かったこともあり、その後大学に受かったといううれしい知らせが届きました。

〈家庭で気をつけたいこと〉

家庭においてとくに気をつけたいのが、この例のように兄弟の中で1人だけがＡＤＨＤである場合です。ある子どもがＡＤＨＤの場合、その兄弟もＡＤＨＤである可能性はそうでない場合の倍になることが知られてはいますが、1人だけがＡＤＨＤということも少なくありません。

この場合、成り行きとして、親がその子にだけ手を上げてしまう、他の子はかわいがるということが起こりやすくなるでしょう。そしてその子どもは

「どうして僕ばかり、私ばかり」と被害感を強めることになります。

そのことによる愛情飢餓がその子を非行に走らせやすくし、その結果として親との関係がさらに悪化する、という悪循環を起こします。このような場合とくに、その子の特性を親に早期に理解してもらうことの意味が大きいのです。

なお、注意が必要なのは、多動という症状が、ＡＤＨＤの特性だけによって起こるわけではない、ということです。被虐待児が多動を示すことはよく知られています。この見分けは大変難しく、専門医による判断が必ず必要です。治療方針が大きく変わる可能性があるからです。ただし、本事例のように、ＡＤＨＤと虐待的な養育が重なることは少なくありません。非行少年の施設では、むしろそのような事例がほとんどです。

〈まとめ〉

ＡＤＨＤは、先に触れたとおり、素行症と最も多く併存する障害とされます。現在のところ、発達障害の中でただひとつ、明らかに効果が認められる薬がある点で、医療が直接的に力になれる可能性がある、といえます。＊

働きかけは、ここで取り上げたペアレントトレーニングによる行動療法＋

＊スウェーデンにおける2万5千人あまりのＡＤＨＤの診断を受けた人（ただし15歳以上）を対象とした研究では、薬物療法を受けていない期間に比べて薬物療法を受けている期間は犯罪率が男性で32％、女性で41％減少した、という注目すべき報告があります[14]。

コンサータ（メチルフェニデート）*、ストラテラ（アトモキセチン）*、インチュニブ（グアンファシン）、ビバンセ（リスデキサンフェタミン）による薬物療法がスタンダードです。ＡＤＨＤの場合はその症状である多動性・不注意・衝動性と非行との関係が直接的であることが多いため、服薬の有効性が比較的わかりやすいといえます。コンサータの出現は、非行少年の施設内処遇を少なからず変えたところさえあると感じています。

この子のような場合、もし、より早期に診断され、投薬治療を受けていれば非行によって施設に送致されるのをあるいは防げたのではないか、とも思われます。

服薬による副反応（副作用）としては、食欲不振や服用時刻が遅くなった時の入眠困難等が知られています。食欲不振は少量ずつ増量していくことで、また入眠困難は服薬のタイミングを起床時にもってくることなどでかなり防ぐことができます。

また、ＡＤＨＤの人は成人に至ってアルコール依存などに陥る人が多いことが知られているのですが、子どものうちにメチルフェニデートの投薬治療を受けることで、むしろ成人後のアルコール依存の発症割合を減らすことができるという論文も出ています[15]。

＊メチルフェニデート：精神刺激薬。日本ではＡＤＨＤに適応する薬としてコンサータが処方されている。

＊アトモキセチン：ノルアドレナリン再取り込み阻害剤の一種。日本ではストラテラが処方される。

2）自閉スペクトラム症

①特性

自閉スペクトラム症は発達障害の一種で、DSM－Ⅳまでは広汎性発達障害と呼ばれていたものとほぼ同じです。日本ではかなり有名にもなった「アスペルガー障害」は自閉スペクトラム症の特性を持っていますが、ことばの障害が軽いものを呼ぶ診断名でした。DSM－5では、アスペルガー障害という診断名もなくなり、自閉スペクトラム症という診断の中に旧来のアスペルガー障害も含まれることになりました。

自閉スペクトラム症（以下ASD）とは、社会的なコミュニケーションや対人関係の持続的な障害と、行動・興味・活動が限定されていて反復的な性質を持つなど特異的なこだわりを特徴とする発達障害です。これらの状態も、自閉的な症状の重症度、発達段階、年齢等によって大きく異なるため、スペクトラムという呼び方がされています。

また、これらの主な特徴の他に、幼い頃から伴うことの多いいくつかの症状（随伴症状）があります。いつもと違う状況に弱くパニックに陥りやすい傾向、注意欠如・多動傾向、感覚過敏、極端な不器用さなどです（表2－1）。

表2－1　自閉症スペクトラムの特性

得意なこと	苦手なこと
•目で見て理解することは得意 •具体的で明確なことの理解は良好 •経験したことを記憶することは得意 •論理や正確さにひかれる •部分に注意することは得意 •興味あることには集中する •いったん習得したことは律儀に実行 •同時処理は得意 •才能として評価されることもある	•言葉を耳で聞いて理解することは苦手 •抽象的であいまいなことの理解は苦手 •経験していないことを想像するのは苦手 •字義通りに解釈する。柔軟性に欠ける。屁理屈をこねる •全体をまとめることは苦手 •興味の幅が狭い •応用や手抜きは苦手 •順次処理は苦手 •感覚：敏感、鈍感の両極端がある

②素行症との関わり

これらの特性が非行のあり方に影響を与えることがあります。自閉スペクトラム症と非行・犯罪との関連は、近年になって注目されるようになりました。十一（2008）は、これらを次のような型に分類しています。[16]

- **（不適切な）対人接近型**——対人関係の障害のために、人との適切な距離感がつかめず、結果的にストーカーのような行動をとってしまったり、幼い子に次々と声がけして不審がられたり、ということが起こりえます。
- **理科実験型**——こだわりの対象が爆発物や毒薬、刃物などに向かい、これらをあたかも理科の実験を行うかのように使ってしまい、反社会的な行動に結びつく場合。
- **性的関心型**——こだわりの対象が性、とくに体の一部分に向かい、特異な性犯罪を犯してしまう場合。

ただし、このような対人行動やこだわりは、事件の際だけではなく、それ以前から見られていることも少なくありません。また、他者から見てどんなに奇妙な行いであっても、本人はそのような他者の視線を気にしないことが多いため、それを隠そうとはしないことも多いでしょう。

そのためこのタイプの非行を予見することは、反社会的なことにつながる可能性がある対人行動やこだわりについて周りが注意を払うことによってある程度可能な場合もあると思われます。

・随伴特性による偶発型――親からのちょっとした叱責や、きっと叱られるという想像、自分がやった万引きがばれてしまうといった想定していなかった不意打ちの出来事、人からの悪口やからかい、あるいは親からの勉強の強要、あるいは生活環境の変化といった、普通であればそれほど強いと思われない何らかのストレスをきっかけとして突然行動が破綻し、普段からは想像しがたい激しい攻撃的な行動をとってしまう場合。

これらは、随伴症状としてのパニックに陥りやすい傾向による場合があります。多くの場合、傍から見ればほんの些細なことがきっかけになっているため、その点からの予防、予測は困難なことが多いのです。

③重大事件と自閉スペクトラム症の関わり

また、非行の後、それが人に与えた衝撃の大きさなどを読むことがうまくないため、適切な態度をとれない場合もままあるようです。特性上、自分自身の感情を表現することも苦手な子が多いため、実際にはパニックに陥っているにもかかわらず、それが他者に伝わりにくい面もあります。そもそも表情が豊かでないのに、パニックに陥るとむしろますます表情が失われてしまって能面のような表情になってしまい、そのような特性を知らない人から見ると「反省の色が見られない」「冷酷非情」「(状況と不釣り合いに)落ち着いている」と受け取られる可能性があります。

とくに彼らは新規場面、つまりそれまで経験したことのないような状況が非常に苦手です。筆者の経験した例では、いつも衣類を自分で洗濯し片づけていたのに、衣替えで長袖のシャツが入った途端にパニックに陥ってどうすればいいかわからなくなる子がいました。

これほど変化に弱い子が、取り調べあるいは裁判という特殊な状況で平静でいられるはずがありません。弁護士による面接場面でも同様です。パニックに陥ったときに取り乱してくれればわかりやすいのですが、逆にそのような場面で彼らが「(不自然なほどに)冷静に話をしている」ように見えるとしたら、むしろパニック状態に陥っている可能性が高いのです。

つまり、

①非行の動機やきっかけが非常にわかりにくい
②非行内容も共感しがたい場合がある
③非行の際の攻撃性の高さが状況に不釣り合い
④その後の態度が状況にふさわしくない
⑤表情もまた状況にふさわしくない

このような何重もの要因が重なることで、極めて不可解な印象を与えてしまいがちなのが、このような特性を持つ子たちの非行の特性といってよいでしょう。しかし、ここに挙げた個々の要因は、いずれも自閉スペクトラム症の特性としてみると、十分に理解可能です。よく使われる「心の闇」といった表現はあまりに無意味です。

ただし、このような特性が非行へと結びつくことは極めて稀な事態です。そのような特性を持たないいわば普通の人が、金銭的な理由や性的欲求、怨恨などから事件を起こすよりもはるかに少ないことは、犯罪の件数から見て明らかです。

むしろ発達障害を伴う子は、被害者となることが多いと考えられています。

④素行症との関わりについての日米の認識の違い

なお、アメリカではADHDと素行症の関係が強調されるのに比べ、自閉スペクトラム症と素行症の関係についてはまだごく小さい扱いでしかありません。DSM－5においても、素行症の共存症として自閉スペクトラム症は取り上げられていません。

これは、自閉スペクトラム症の子どもによる非行が、それ以前に目立った非行がない、いわゆる「いきなり型非行」であることが多く、素行症の診断基準を満たすだけの反社会的行動の反復が少ない傾向があることによるのかもしれません。また、特異な事件として世間の耳目を集めることはあっても事例数としては非常に少ないことから、日本に比べるとずっと非行・犯罪件数の多いアメリカではさほど問題にされにくく、非行・犯罪の比較的少ない日本では目立ちやすく注目されやすい、という要因もありそうです。

しかし、非行関連施設でこれらの事例が集まりやすくなっている日本の状況（児童自立支援施設の例：表２－２）を考えると、欧米でも今後この関係はより注目を集めることになるのではないかと思います。例えばイギリスの素行症に関するガイドラインであるNICEで自閉スペクトラム症が大きく取り上げられるなど、

		知的能力障害	自閉スペクトラム症	注意欠如多動症	入所人数
男	26年度人数	81	138	123	679
	割合(%)	11.9	20.3	18.1	
女	26年度人数	32	38	32	302
	割合(%)	10.6	12.6	10.6	

表２－２
児童自立支援施設入所児童の特性（一部）

全国児童自立支援施設協議会、平成27年度運営実態調査による

この傾向は既に始まっています。

⑤障害に気づくことの重要性

自閉スペクトラム症、とくに従来でいうアスペルガー型の、言語によるコミュニケーションに大きな障害がない子どもの場合、その特性に気づかれにくいという点が問題を複雑にしています。

自閉スペクトラム症の特性を見過ごして、彼らの行動を単に心理的な問題や、態度の問題と位置づけてしまうといっそう彼らを追い詰めることになります。とくに学校では、知的な問題のない子の場合、対人関係、社会性の問題が過小評価される傾向が強いとされます。この障害はわかりにくいだけに、周囲の人間が障害に気づくことが大切なのです。

症例2　**自閉スペクトラム症を伴う素行症の事例　アキラ君**

アキラ君は、赤ん坊の頃からちょっと変わった子でした。お母さんから抱っこされるのを嫌がったのです。人見知りもありませんでした。初めて保育園に行った時、お母さんと離れるのを嫌がる様子がなく、全く泣きませんでした。幼稚園でも、一人でいるのを好み、とくに積み木を並べて遊ぶのが好きでした。

小学校では、成績は優秀で礼儀正しく、真面目な優等生として評価されていましたが、その反面、ちょっとしたこと、例えば火災訓練のサイレンの音や徒競走のピストルの音などに過敏に反応して学校外まで逃げ出してしまうなど、パニックに陥りやすいところがあり、同級生からは「できるけど変わった子」と見られていました。表情の乏しさもやや目立っていました。小学校の間、非行としては、アキラ君のこだわりが強い文房具をコンビニで万引きしてしまって、見つかったことが3度ありました。いずれも同じ店、同じ棚の同じ消しゴムを盗っていました。

中学校に入ってから、実際には何度か同じ店で万引きをしていたようですが、ある日見つかってしまい、家と学校に連絡をする、と店の人からいわれました。その後家に戻ったアキラ君は学校と親にバレる前に家出しようとして身の回りのものを荷造りしているところを弟に見つかってしまい、その際、弟の頭をバットで殴ってしまいました。

〈なぜ、このような事件が起こったのか？〉

本事例の場合、当初はなぜアキラ君がそのような行動に及んだのか、誰にもわかりませんでした。それまで、彼と弟との仲は良く、また暴力的な行動も見られていませんでした。影響がありそうなのは、アキラ君がそもそも環境の変化に弱く、中学校進学による日常生活環境の変化が負担になっていたらしいこと、小学校の時のただ一人の友人が私立中学に進学したために日常的に会話をする子がいなくなっていたこと、自分をかわいがってくれ本人も慕っていた祖父が進学直後に病気で亡くなったことなどでした。周囲の人は気づいていなかったのですが、これらのことから精神的に不安定になっていたと思われるのです。そのような状態のもとで、パニックに陥りやすい特性が事件の直接的なきっかけとなったようでした。

〈どのように働きかけるか？〉

弟は命に別状はありませんでしたが、やはり重大な結果を引き起こしたこと、また行動の原因が当初不可解だったこともあり、アキラ君は家庭裁判所の審判の結果、児童自立支援施設に措置されることになりました。

自閉スペクトラム症を伴う素行症に対する働きかけについて、現在のところ世界的に見ても確立された治療法や方法論はまだありません。非行少年のための専門施設であってもここ10年ほどの間、試行を繰り返している状態です。ですから以下の方法は、そのような段階のものとして受けとっていただきたいと思います。

児童自立支援施設では、入所児童は最大で10名位までの小集団の寮に入ることになります。これは自閉スペクトラム症の子も同じです。アキラ君の場合は、夫婦制の寮、つまり実際の夫婦が寮を担当する仕組みの寮に入りました。ここで、寮長寮母家族、寮の生徒と一緒に1年以上にわたりいわば共同生活を送ることになります。対人関係やコミュニケーションの苦手なアキラ君が非常に濃厚な対人関係の中に置かれたのです。

後にアキラ君は「学校では相性の悪いやつはスルーできるけど、ここではそうはいかないんですよ。鍛えられるんですよ」といっていました。このことばは児童自立支援施設の寮生活が自閉スペクトラム症の子に与える影響を端的に表しています。また、寮長寮母は、常に一緒に暮らしている中で、アキラ君の言動に違和感や不自然さを感じた際にすかさず介入するようにしました。このようなときは、アキラ君が相手の感情を読めていないか、あるいは場の雰囲気を読めていないことが多いのです。

そこで、寮長寮母がいわば通訳、つまり「この状況で相手が『なめてんの?』といったということは、彼は怒っているんだよ。だから、今みたいに冗談をいったりしないで、相手の顔を見て、自分は真面目な顔をして話をしなきゃいけないんだよ」と繰り返し伝えました。

さらに、表情に乏しく、周囲の人が感情が読み取りにくいところがあったアキラ君に対して、寮長は意識して「今怒ってるんだよね」「今嬉しいんだよね」といった声掛けを繰り返しました。いわば、感情に名前をつける作業、といえます。感情に名前をつけることで、自分で感情に気づき、また扱いやすくすることをねらいました。半年ほど経つうちに、アキラ君は「あいつが今ああいったということは、あいつは怒っているんですよね」などということが増えてきました。それとともに、入所当初「ターミネーター」とあだ名されるほど乏しかった表情が少しずつ豊かになり、他の子との会話も増えてきました。入所後1年目の時、クラブで他の子たちと談笑しているアキラ君を見て、児童相談所のケースワーカーは感動していました。

〈医療がどう役に立つか?〉

事件後、自閉スペクトラム症の診断がなされ、当初不可解だった事件の多くの部分を自閉スペクトラム症の特性によって説明できたことは、関係者、とくに両親や学校をそれなりに安心させました。とくに弟との関係において、弟への恨みといった感情に基づいたものではないとわかったことは、アキラ君の家庭復帰にとって大きな意味を持つものでした。

診断がついたことで、アキラ君がどういう時にパニックに陥りやすいのか、また対人関係の問題やコミュニケーションの問題に対して家族や学校がどのように対応していくべきかが明らかになりました。

現在のところ、自閉スペクトラム症の症状全体に有効な向精神薬はありません。そのため、薬を使うとしても衝動性を抑えることなどを目的として、リスペリドン（リスパダール）*などの抗精神病薬をごく少量用いる、といった使い方が主体になります。そのためむしろ、その特性を知ることで、アキラ君が適応しやすい環境を作っていくことが重要となります。

施設に入ることで、1年や2年といった比較的短期間で表情が豊かになったり、コミュニケーション能力が明らかに向上する子は経験上、決して少なくありません。これはもともと持っていたはずの対人関係能力、コミュニケーション能力がより適切な環境にある程度長期間置かれることによっていわば「開花する」のだと考えるのが適切でしょう。

***リスパダール**：主に統合失調症の治療に用いられる、非定型抗精神病薬。

低身長・低体重の被虐待児が、適切な施設に入所することによって身長体重が急激に伸びることがあることは以前から知られていましたが、それと同じような現象が自閉スペクトラム症の対人関係能力・コミュニケーション能力においても起こるようなのです。前述のアキラ君の言葉通り「鍛えられる」のだと考えられます。もちろん、前述したように、虐待の影響によって自閉スペクトラム的な行動特性が見られることがあり、その場合も環境によって大きな変化が見られるのですが、アキラ君の場合、虐待を受けていなかったこと、また対人関係能力改善後も極端な不器用さなどの神経学的所見が認められたことなどから、やはり自閉スペクトラム症であったと思われます。

ただし、このような方法について、異論もあります。自閉スペクトラム症の子は、そもそも濃厚な対人関係が苦手な子たちです。そのような子に対し、対人関係を避けることができるような特別な環境を用意しないことはむしろ「虐待に当たる」とする考え方もアメリカなどではあるようです。やり方としては真逆になるといってもよいでしょう。

ただし、筆者の児童自立支援施設での経験上は、対人関係の濃厚な小集団で生活すること自体への不適応によって施設生活が完遂できなかった自閉スペクトラム症の子はこれまでほとんどいません。この事実を踏まえた上でいえば、寮職員や医師・心理士などによる充分なケアを前提とすれば、子どもの小集団によるわかりやすくかつ豊かな環境は、彼らを成長させると考えていいのではないでしょうか。

最初に述べたとおり、自閉スペクトラム症を伴う素行症への働きかけの方法は、日本のみならず世界中でまだ試行錯誤の段階にあります。今後の十分な検証が必要です。

〈家庭や学校で気をつけたいこと〉

自閉スペクトラム症の子は、感情の表出が苦手な子が多く、本人の気持ちが大きく揺れていても周囲は気づきにくい、ということがあります。親しい人との離別や、中学への進学、予想外の出来事との遭遇――といっても他者から見ればそれほど重大なことと思えないような、親しい人からのちょっとした叱責といったことであったりします――などの生活上の変化が彼らにとっては危機的なものとなることがあります。

ただ、このような状況で頭の中が真っ白になるほど動揺しているのに、むしろ表情が失われてしまうために人からは淡々と見えてしまう、ということが起こりえます。このような出来事の際にはとくに、家庭や学校が彼らの特性を意識してその様子に気を配る必要があります。

小学校では6年間に先生や同級生がその子の特性に配慮し対応するために徐々に本人が落ちつき、その結果かえって中学校への進学時にその子の特性について新しい学校への引き継ぎが充分なされないケースがあるため、とくに注意が必要です。そうでなくても、小学校と中学校の環境は大きく違いますから、なおさらです。

その一方、彼らの発達障害の特性としての落ち着きのなさに由来する感情のゆれに対して過度に共感を示し受容すると、かえって落ち着きのなさが高まってしまう場合もあります。[17]

また、自閉スペクトラム症の子の親もまた、診断がつくかどうかは別として、自閉スペクトラム的な強いこだわりを持つ方がいます。例えば勉強のやり方に強いこだわりがあり、子どもにそれを強要したりします。自閉スペクトラム症の子は素直で言いつけを守る子が多いので最初は親のいうことを聞きますが、親の強要がエスカレートしていくと、ついに耐えられなくなり、親に暴力を振るってしまう、というパターンを何度か見ています。親は「昨日まであんなに従順だったのになぜ」と衝撃を受けることになります。

これは家庭内で起こるために外からは見えにくく、親自身に気をつけてもらうしかない部分があります。ただし、この場合も子どもが学校の担任やスクールカウンセラーなどにサインを出している場合もありますから、家庭と学校の連携がやはり重要になりますし、学校からの情報を親がしっかりと受け止めることができるかどうかにかかってきます。

3）学習障害（ＬＤ）

①特性

学習障害は、単語の読み・文章の読解、書字、計算のいずれかの学習が困難であることを主な症状とする発達障害の一種です。これらの困難は、単に勉強不足から起こっているのではなく、また知的障害やその他の精神科的障害によるものでもなく、持続的なものであるという条件があります。ＤＳＭ－５では「限局性学習症」という診断名になっています。なお、文科省で定義されている「学習障害」は、これらに加え、聞く、話すというコミュニケーション能力の障害も含まれています。文科省の定義のほうがＤＳＭに比べより広い概念だといえます。

②素行症との関わり

素行症・反抗挑発症には学習障害が併存しやすいことが知られています。ただしヒンショウ（Hinshaw, 1992）は学習障害とＡＤＨＤとの間に関係性があることを示し、学習障害と素行症との関連性は、素行症とＡＤＨＤの関係性による、見かけ上のものだとしています。[18]

一方、学習障害の場合、家庭や学校でのサポートが充分でない場合には知的な遅れがなくても成績は低迷しがちになります。それによって二次的に周囲からの評価や人間関係の悪化を生みやすくなるため、家庭環境の不良が重なると学習障害が非行に及ぼす影響が大きくなってしまう、ということが考えられます。

４）知的障害

①特性

さまざまな知的な機能全般の低さと、それによって家庭や社会における適応が悪いことを診断要件とする障害です。ＤＳＭ－Ⅳまではおよそ70以下とされていましたが、ＤＳＭ－５では知能検査の値による単純な切り分けはしないことになりました。

②素行症との関わり

知的な障害が直接的に素行の問題と結びつくかどうかは、意見の分かれるところです。ただし、知的に低いことによって、学校での体験が自己評価を下げる原因になってしまうことの間接的な影響が考えられます。また、困難な状況に出会った時の対処能力の低さが問題となりえます。

とくに言語能力と自己コントロール力とは密接なつながりがあるとされ、素行の問題を持つ子どもは話し言葉のスキルに障害を持つ率が高いことが知られています。長期にわたって反社会的行動が続くことが、言語性IQの低さによって予想できるともされています[19]。

日本においては、家庭裁判所に係る非行事例の知能指数の平均値は地域を問わず85前後です。このことから、正常下限ないし境界領域の知能が非行のリスク要因のひとつである可能性が指摘されています（十一、2008[20]）。また、これよりもさらに知的に低い場合には、むしろ非行に至りにくいのです。このため、少年院や児童自立支援施設の入所者の知的能力の平均は一般よりも低いのですが、知的障害全体としてはとくに非行・犯罪が多いとはいえません。

発達障害を伴う事例のまとめ

施設では、発達障害を持つ児童の入所が増えたことで、子どもの支援が難しくなっている、という言葉をよく聞きます。たしかにそうでない子と比べ、これまでの支援方法と異なる配慮が必要となることは確かです。

しかし、これらの子は発達障害という診断名が世に知れわたる前はいなかったのでしょうか？　そんなはずはありません。診断名が存在する以前から、そういう子は一定の割合でいたはずです。

我々はこれまで、行動上の問題の背後に存在する、対人関係の問題やコミュニケーションの問題に十分触れないまま、彼らを処遇してきたかもしれません。ADHDなどの発達障害という診断名がつけられるようになって、我々はそれらの中核的な問題により気づきやすくなり、それこそが我々が扱うべき問題なのだということに意識的になることができるようになりました。その結果として、一人ひとりの特性に沿った、よりていねいできめ細かい支援が可能になったのです。そのように考えるべきなのだと思います。

発達障害を伴う非行少年だから特別な支援が必要なのではなく、発達障害を伴う少年にとってわかりやすい支援は、そうでない非行少年にとってもわかりやすい、より良い支援になるという考え方を「支援のユニバーサルデザイン化」と呼んでいます。

5）－1　気分障害

①特性

気分の障害は、DSM－5で抑うつ障害群と双極性障害群（躁うつ病）の2つに分けられます。抑うつだけを示す群と躁うつ病群とで明確な違いがあることが明らかになってきたからですが、ここでは両者をまとめて扱います。

子どもにも気分障害がありますが、大人に比べると気分の落ち込みよりもイライラや衝動性の高まりのほうが目立つことも多く、周囲の人間が気づきにくいという面があります。なぜ、この子はこうも意味もなくイライラしているのだろう、と思われ、むしろADHDを疑われることがあります。ですが、心理テストや問診で確認すれば、抑うつ気分や活動性の低下、不眠、食欲低下などを認めます。

②素行症との関わり

子どもの気分障害と非行との関連はまだまだ認識が十分ではないように思われます。非行を犯した子どもが抑うつ的であることは決して珍しくないのですが、それが診断に至らない理由を、野村（2006）は次のようにまとめています。[21]

- 対象が児童思春期であるため、そもそも気分の揺れが大きく、それが病的なものなのか、思春期心性に基づくものなのか、わかりにくいことがある。
- とりわけ家族養育環境に問題性がある場合、その気分変動が主として心理社会的な要因によるものなのか、病的なものなのかを見極めるのは難しい。
- 施設に入れられた場合、閉じ込められることの影響も加わる。

さらに、非行を犯した直後などは、そのこと自体によって落ち込んでもまったく不思議はない、ということも診断を難しくします。そもそも、子どもの気分障害は、大人のそれと比べて、変動のサイクルが早かったり、揺れ幅が小さかったり、躁状態とうつ状態が混在していたりすることが多いことが知られています。これらが重なるため、非行少年に気分障害の診断をつけるのは難しいのですが、これを見逃すと少年自身にとっても、関わる大人にとっても、改善の機会を逸することともなり、十分な注意が必要です。薬物療法が極めて有効な例があり、また逆に診断を誤って心理社会的な問題だけを取り上げてアプローチすると、かえって病態を悪化させる可能性があるからです。

文献的にも、気分障害と素行症の関係が深いことは明らかになっています[22]が、素行症の経験がのちのうつ状態を引き起こすのか、それとも素行症になりやすい素因とうつ状態になりやすい素因が同じあるいは似ていることを示しているのか、両者に共通の環境（たとえば虐待）が影響を与えるのか、まだわかっていません。

症例3

気分障害を伴う素行症の事例　タツヤ君

妊娠中に両親が離婚し、出生後間もなく乳児院に入ったタツヤ君は、その後養護施設に移り、母親の再婚を期にいったん家庭に引き取られたものの半年足らずで施設に戻された子でした。その後も母親は何度か引き取りを試みるのですが、また数カ月で養育困難となり、タツヤ君は施設に戻ります。その養護施設での職員に対する反抗と暴力を主な理由として児童自立支援施設に入所したタツヤ君は、なぜこんなに大した理由もなく短気や癇癪を起こしたり、他の子とトラブルを起こすのだろうと思われる子でした。

幼いころから母親との愛着形成が不十分であることは明らかで、その影響も当然考えられました。タツヤ君のことを本当に心配している寮長寮母との度重なるトラブルもあり、ＡＤＨＤあるいはパーソナリティの問題である可能性も疑いました。しかし、その子の対人関係の持ち方は他のＡＤＨＤの子と比べてややウェットに感じられるところがあり、その点に違和感があったのと、また衝動性の高まる時期とそうでない時期があるようだとの寮からの報告もありました。大きなヒントになったのは、母親がこの子をうまく育てられなかった理由として、長年のうつ病によるところが大きいとされていたことでした。この子の癇癪や気分の波の原因がうつ病である可能性を考慮し、うつ病の心理テストを行ったところ、食欲不振、睡眠の不良を含む多数の身体的訴えが見られたほか、明らかな抑うつ気分が認められたのです。

〈どのように働きかけるか〉

そこで、抗うつ剤の投与を始めたところ、開始10日ほどで身体愁訴が減り、また、癇癪や他児とのトラブルも明らかに減少しました。寮長寮母との関係も大きく改善したのです。本人も、うまくやっていける自分に自信を持つことができ、嬉しそうでした。子どものうつ状態に対しては、必ずしも抗うつ薬がファーストチョイスではありませんが、施設内での手厚いケアを受けてもなお改善しないうつに対して、抗うつ薬が明らかに効果を示す場合があります。当初パーソナリティの問題を疑った自分の不明を恥じなければならない事例でした。
また、抗うつ剤が効いたことで、寮担当職員も、タツヤ君の衝動性や対人トラブルのベースにうつ状態があることを明確に認識できたために、受容しやすくなった面があるようでした。本人のできる部分に目を向けて、自信をつけさせることを意識して生活させていきました。医師の面接では、とくにうつ状態の時に人を疑いがちになるタツヤ君に、寮長寮母がいかに真剣に本児のことを考えているかを第3者の立場で伝えることに重点を置きました。

〈家庭や施設で気をつけたいこと〉

子どもにもうつ病があるということが知られるようになったのはそう古いことではありません。
また、先に触れたとおり子どものうつ病は大人のそれと病像が異なるために、それと気づかれにくいことが少なくありません。そのため、うつではないか？と周囲が気づくことが重要です。そのためには、家族、とくに母親のうつ病の病歴の有無や、本人の食欲や睡眠の不調、身体症状の訴えなどのサインを見逃さないことが大切になります。

5）-2 重篤気分調節症

①特性

この診断（表2-3）は、DSM-5で初めて登場しました。抑うつ障害群のグループに属していますが、子ども限定でつけられる診断であり、またその特性からして、非行や反抗と深い関わりを持つ診断といえます。

激しい癇癪発作が週に3回以上あり、さらに癇癪を起こしていない時もほとんど1日じゅう怒りっぽい、という状態がみられます。しかもそれは1年以上続いているためどれほど大変な子か、ということになります。

この診断基準は極めて年齢制限が厳しく、初めて診断される場合6歳以下、または18歳以上であってはならない、とされ、かつ、症状の出現は10歳以前に始まっていなければならない、とされています。

②素行症との関わり

この診断を見て、32ページで説明した間欠爆発症とどう違うのか、と考える方は少なくないだろうと思います。反抗挑発症とも重なる部分がありそうです。重篤気分調節症の診断基準を満たす場合は、たとえ、反抗挑発症の診断基準の全て

表2-3　重篤気分調節症（DSM-5）

A. 言語的（例：激しい暴言）および／または行動的に（例：人物や器物に対する物理的攻撃）表出される、激しい繰り返しのかんしゃく発作があり、状況やきっかけに比べて、強さまたは持続時間が著しく逸脱している。

B. かんしゃく発作は発達の水準にそぐわない。

C. かんしゃく発作は、平均して、週に3回以上起こる。

D. かんしゃく発作の間欠期の気分は、ほとんど1日中、ほとんど毎日にわたる、持続的な易怒性、または怒りであり、それは他者から観察可能である（例：両親、教師、友人）。

E. 基準A～Dは12カ月以上持続している。その期間中、基準A～Dのすべての症状が存在しない期間が連続3カ月以上続くことはない。

F. 基準AとDは、少なくとも3つの場面（すなわち、家庭、学校、友人関係）のうち2つ以上で存在し、少なくとも1つの場面で顕著である。

G. この診断は、6歳以下または18歳以上で、初めて診断すべきではない。

H. 病歴または観察によれば、基準A～Eの出現は10歳以前である。

I. 躁病または軽躁病エピソードの基準を持続期間を除いて完全に満たす、はっきりとした期間が1日以上続いたことがない。

注：非常に好ましい出来事またはその期待に際して生じるような、発達面からみてふさわしい気分の高揚は、躁病または軽躁病の症状とみなすべきではない。

J. これらの行動は、うつ病のエピソード中にのみ起こるものではなく、また、他の精神疾患（例：自閉スペクトラム症、心的外傷後ストレス障害、分離不安症、持続性抑うつ障害［気分変調症］）ではうまく説明されない。

注：この診断は反抗挑発症、間欠爆発症、双極性障害とは併存しないが、うつ病、注意欠如・多動症、素行症、物質使用障害を含む他のものとは併存可能である。症状が重篤気分調節症と反抗挑発症の両方の診断基準を満たす場合は、重篤気分調節症の診断のみを下すべきである。躁病または軽躁病エピソードの既往がある場合は、重篤気分調節症と診断されるべきではない。

K. 症状は、物質の生理学的作用や、他の医学的疾患または神経学的疾患によるものではない。

を満たしていても、反抗挑発症の診断は与えられません。つまり、重篤気分調節症のほうが反抗挑発症よりも重度で上位の概念である、ということになります。ということは、素行症との関係も問題になってきます。

また、間欠爆発症と重篤気分調節症との鑑別は症状の持続状態などから、間欠性爆発症よりも重篤気分調節症のほうが重度ということになっていますが、これらの診断の関係はとても複雑で、実際に区別できるのだろうかと思うほどです。

この診断は、近年、子どもの双極性障害*が注目され、その診断があまりに急増していることを受けて作られたものとされています。その内容から、感情の起伏の激しい非行少年、あるいは反抗的な子どもに対してつけられることが多くなるのではないか、と思われます。

図2-3を見てもわかるとおり、DSM-5になって、子どもの攻撃性（幼い子どもの癇癪なども含む）に関連する記述は驚くほど増えました。これは、アメリカ精神医学界のこの領域への注目を反映しています。

***双極性障害**：躁状態とうつ状態を繰り返す気分の障害を主体とする精神障害。躁うつ病。DSM-Ⅳでは、うつ病とともに「気分障害」群に属していたが、両者の病態が大きく異なることが明らかになり、それぞれが独立した群となった。

図2-3　DSM-5における反抗、非行に関連する診断間の関係

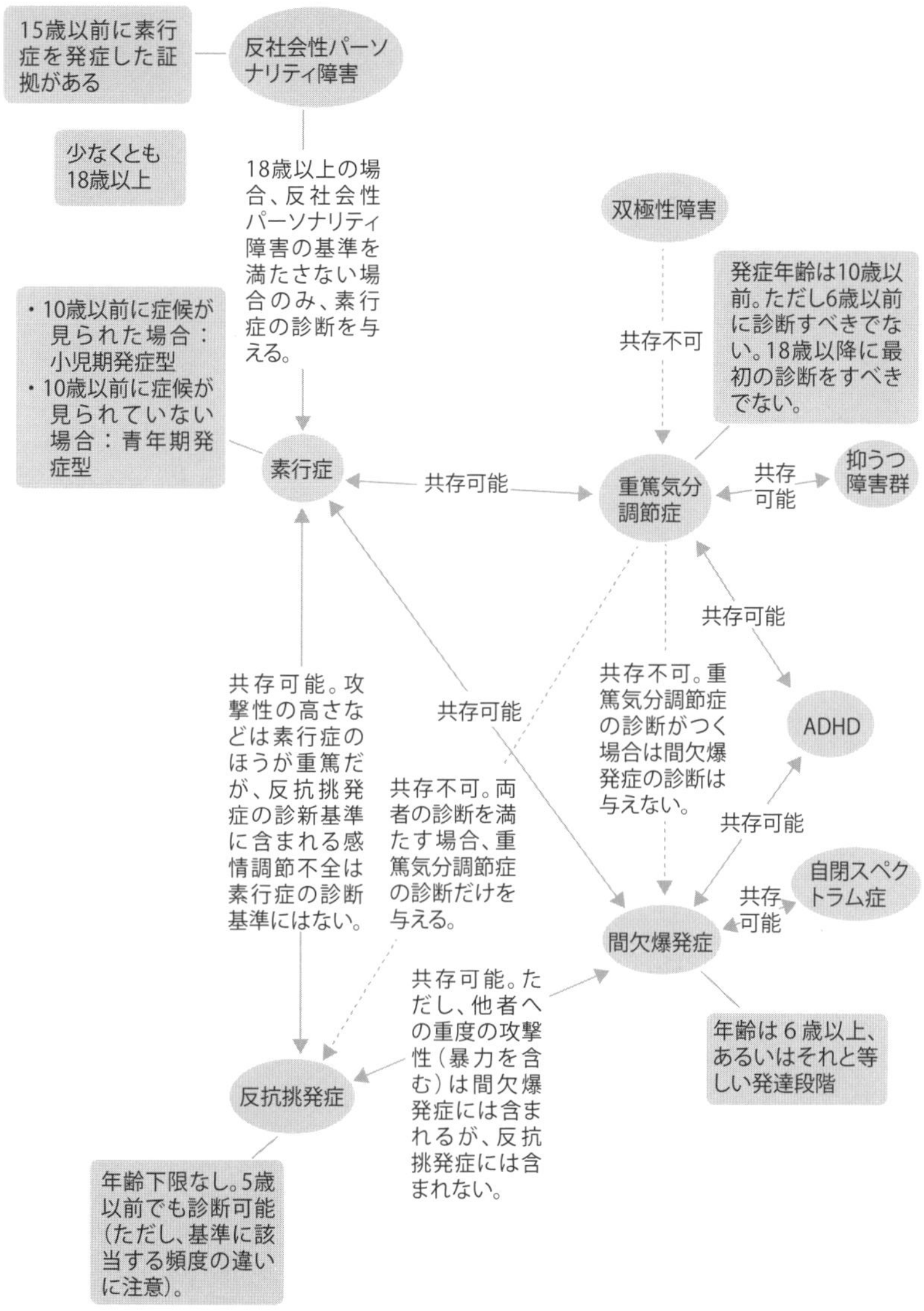

症例4　重篤気分調節症の事例　ダイキ君

ダイキ君が国立児童自立支援施設に入所したのは、まだ小学6年生の時でした。父親がDV（家庭内での暴力）を繰り返したためにダイキ君が2歳のときに離婚し、以降は母親と弟との3人暮らしでした。母親によると乳児期から癇癪が強く、育てにくい子でした。保育園でも他の子との喧嘩が絶えず、そのために保育園を変わることが3回ありました。

小学校でも職員・児童に対する暴言暴力がくりかえされたことで一時学級崩壊に陥り、校長の勧めがきっかけで児童自立支援施設に入所することになりました。地方の児童自立支援施設でも職員に対する暴力を繰り返し、児童精神科に入院しましたが、そこでも医師や看護師に対する暴力が繰り返され、国立児童自立支援施設に措置変更されることになったのです。

国立施設に来てからも、ダイキ君の暴力は止まりませんでした。暴力のきっかけは、いつもあまりに些細なことでした。たとえば彼がレクレーションに飽きてきた時、「帰るか」と声をかけた職員に殴りかかる。毎日やっている掃除をしたくないといいはじめ、寮の先輩に優しく注意されたのが気に入らず、馬乗りになって殴る。それを止めようとした職員も殴ってしまう。しかも、いつも目を狙うため、非常に危険でした。基本的に不機嫌でイライラしていることが多いのですが、暴力の直前までご機嫌でおしゃべりしていることもあるため、暴力はほぼ予測不能でした。暴力を振るうと、その直後には明らかに後悔して「どうせ俺はダメなんだ」と泣き叫ぶのですが、15分もするとそれを忘れたかのようにご機嫌になって職員に冗談をいうこともありました。

〈どのように働きかけるか〉

このあまりにも急速な気分の変動が、母親からの虐待の影響によるものか、脳機能上の問題によるものなのか、両者が重なったものであるのか、鑑別は困難でした。児童自立支援施設の職員は暴力には比較的慣れていますが、それでもダイキ君の暴力は極端でした。

寮の子ども集団から離して個別的な処遇を行ったり、その中でも彼が守れるようなルール作りを試みたり、心理士が面接を行うなど、さまざまな手をつくしました。リスペリドンをはじめとする各種の精神安定剤、ＳＳＲＩ*と呼ばれる抗うつ薬、気分調節薬、小さい頃から見られていたＡＤＨＤ的要

***ＳＳＲＩ（Selective Serotonin Reuptake Inhibitors）**：選択的セロトニン再取り込み阻害薬。新しいタイプの抗うつ薬の一種で、広く使われている。

素を考慮してのメチルフェニデート*やアトモキセチン*など、さまざまな薬も使ってみました。暴力と暴力の間隔が長くはなりましたが、暴力を止めることはできませんでした。

結局、児童自立支援施設での集団・開放処遇（子ども集団の中で、施設に鍵をかけることなく行う処遇）に乗せることはできず、医療少年院に送られることになりました。地方の児童自立支援施設にいた時に比べると、暴力の頻度は数分の一になっていましたし、タツヤ君なりに自分の感情をコントロールしようとする成長も見えていただけに、残念な事例でした。重篤気分調節症は疾病概念が登場したばかりであり、確立された治療法がありません。薬物療法も含めて、このような事例に対する有効な働きかけのあり方を探していくことが、今後の大きな課題です。

6）物質関連障害群

①特性

物質関連障害とは、アルコールやカフェイン、タバコ、大麻や幻覚薬などいわゆるドラッグの使用によって重大な問題が生じているにも関わらず、その人がそ

*メチルフェニデート：69ページ参照。
*アトモキセチン：69ページ参照。

の物質を使い続けること、およびそのことによって生じる問題を指します。つまり、薬物乱用や薬物依存です。

②素行症との関わり

日本の非行や犯罪の大きな特徴の一つが、違法薬物関連の問題が少ないことです。次ページの表2－4を見てください。実はアメリカでは、素行症に合併する精神障害の第1位はこの物質関連障害（＝薬物依存）なのです。[23]

日本でも、1960年代後半から1980年代にかけて、シンナーを中心とする有機溶剤の吸引が大きな問題となりました。我々の施設では男子入所者の3分の1以上がシンナー吸引経験者、という時代もありました。しかし、それ以降、薬物関連の非行は激減しています。法改正とそれに基づく警察の取り締まりが見事に功を奏したといえます。

この、非行・犯罪と違法薬物とのリンクを切ることに成功してきたことが日本の非行・犯罪の少なさに大きく貢献している可能性があります。覚せい剤などにかわって新たに危険ドラッグ等の問題は起こっていますが、アメリカの状況とは大きく異なります。[24][25]

表2－4　主要な国の薬物別生涯経験率

国別	調査年	対象年齢	生涯経験率（%）				
			大麻	覚せい剤※	MDMA	コカイン	ヘロイン
ドイツ	2009	18 ～ 64 歳	25.6	3.7	2.4	3.3	-
フランス	2010	15 ～ 64 歳	32.1	1.7	2.4	3.7	-
イタリア	2008	15 ～ 64 歳	32.0	3.2	3.0	7.0	-
イギリス	2006	16 ～ 59 歳	30.2	11.9	7.5	7.7	-
アメリカ	2010	12 歳以上	41.9	5.1	6.3	14.7	1.6
日本	2011	15 ～ 64 歳	1.2	0.4	0.1	0（誤差内）	0（誤差内）

※アメリカ、日本はメタンフェタミン、その他の国はアンフェタミンの生涯経験率

日本における薬物（有機溶剤除く）の生涯経験率は 1.5％
（有機溶剤の生涯経験率は 1.6％）

出典：日本の数値は、平成 23 年度厚生労働科学研究「薬物乱用・依存等の実態把握と薬物依存症者に関する制度的社会資源の現状と課題に関する研究」より、それ以外の各国の数値は、EMCDDA（欧州薬物・薬物依存監視センター）資料、HHS（米国保健社会福祉省）資料をもとに松浦が作成

（文献）非行・犯罪心理学（2015）松浦直己、p255、明石書店

ただし、女子の事例を見ると暴力団関係者やその周辺にいる彼氏からドラッグをもらって使ったり、極端な例では薬漬けにされたりという場合があり、男子に比べると非行と薬物の関係がまだまだ深いことには注意が必要です。

また、未成年の飲酒についても大きく減少しているという報告があります（内閣府、２０１６）[26]。酒は最強の依存性薬物ともいわれることを考えると、これは大変好ましい傾向です。これからもアルコールを含めた一般小中高校生薬害教育が十分に行われるべきでしょう。とくに10代から乱用が始まる場合、複合乱用やパーソナリティ障害*の合併が多いことが知られています[27]。

＊パーソナリティ障害：38ページ参照。

症例5　物質関連障害の連鎖を認めた事例　ヒロコさん

ヒロコさんの父親はアルコール依存症があって転職が多く、また母親は時に過食があるなど精神的に不安定な人で、夫婦げんかが絶えない家庭でした。幼稚園でのお絵かきで、ヒロコさんは黒や灰色ばかり使う、と記録されています*。

ヒロコさんが小学校に入っても、酔って帰ってきた父親が母親に暴力をふ

＊お絵かきなど、すべての行動にその子の心理が反映される、と考えるのが心理学の基本であり、使う色にもその子の心理が投影される。

るうのをかばおうとしたヒロコさんも暴力を受ける、といった状況に変化はありませんでした。母親はさらに精神的に不調となって家事をこなすこともできなくなり、小学校３年生のころにはすでに食事作りはヒロコさんの仕事となっていました。11歳になった時にはヒロコさんは深夜に家を出て異性と遊ぶようになります。13歳の時にネットで知り合った20代の男性を頼りに家出をし、男性宅を拠点として援助交際を始めます。援助交際で知り合った男性から薬物を勧められ、覚せい剤を始めます。警察に保護されたときには既に覚せい剤の使用は10回を超えており、また危険ドラッグの使用も繰り返している状態でした。また、左手首にはまだ新しい、無数のリストカット痕がみられました。

〈どのように働きかけるか〉

中学1年で施設に入所した当初、ヒロコさんはいつもニコニコと笑顔を絶やしませんでした。その様子はしかし、「客あしらいが上手」と感じさせるようなもので、とくに男性には、寮長も含めて一定以上に心理的に接近することを許しませんでした。一方で授業中に凍りついたように動かなくなったり、ということも繰り返されましたが、その時一番有効だったのは寮の先輩からの「そろそろ行こうか」という声かけでした。その先輩と寮長との関係が良好だったこともあり、徐々に寮長とは話ができるようになり、関係がある程度できてきた入所半年ほどの時点で薬物の問題を中心とした医師の面接を始めることになりました。

当初、「もう絶対やらないから大丈夫」と繰り返すばかりだったヒロコさんですが、少しずつ寮の話、それから家族の話を始めるようになり、父親の話を始めた時点で、使っていたプログラムのテキストの記述がまさに父親の言動にぴったり一致していたことがきっかけで、プログラムに身が入るようになりました。毎週続けた半年ほどのプログラムの終わりごろには、むしろ自分がまた薬に手を出すのではないか、誘いを断り切れるのか、との不安を語るようになりました。

入所当初は家に戻ることを希望していたヒロコさんでしたが、父母と一緒に暮らすこと、地元の仲間と一緒になることの危険性を悟り、地元から離れた祖母と同居することを選んで退所していきました。退所後も時に寮長や医師にSOSの電話やメールをしてきたヒロコさんは17歳で結婚。相手の両親との関係も良く、二児に恵まれてかいがいしく主婦業をやっているようです。

〈薬物関連の非行の現状〉

男子の薬物関連非行が激減した一方で、女子の薬物関連非行はそれほど減少していません（庄司）。その多くは、援助交際や年上の交際相手から勧められたり、あるいは強要されたことから始まったものです。ほとんどの子は、自分の薬物乱用について危険性の認識がなく、もう二度としない、もしくはいつでも止められると主張します。当然治療プログラムへの取り組みも消極的です。プログラムテキストに、まさに自分のことが書いてある、と思わせることができるかどうかが成否を分けます。また、本人がプログラムに真剣に取り組めるようになっても、以前の環境はそのままですから、そこに何らかの手を打たないと、再度薬物に手を出してしまう危険性は極めて大きいといえます。

女子の場合は、この例のように、性非行が伴うことがほとんどといってよいのですが、男子の場合は状況が大きく異なります。他の非行もやっていて薬にも手を出した、という子は別として、薬物非行以外には目立った非行がない、という子がいるのです。このようなタイプの子は、どちらかというとむしろいじめられっ子タイプが多く、施設入所後もルール違反などがなく、職員のいうこともよく聞く、施設内での優等生であることが多いものです。

しかし、施設内でほとんど問題らしい問題を起こさず、「いい子」だったのに、退所後間もなくまた薬に手を出してしまう子が少なくありません。

そもそも依存症は精神障害の中でも治療の難しいものの1つです。大人の場合、いったん薬物依存になってしまうと完治はなく、例えばアルコール依存の場合、できるのは1日1日断酒を積み重ねていくことだと考えられています。

これに対して、子どもの場合は可塑性（変化しやすさ）が高い分、薬を断てる可能性が高いと考えられますが、それにしても治療が困難であることは確かです。

ですから、施設内で問題が起きないとしても（もともと施設内には薬物がないのですから当然といえば当然なのですが）、薬物の問題そのものを取り上げて、治療的な働きかけをしなければ、改善しません。そのため、少年院では問題群別処遇といって、薬物問題の子を他の非行の子と別のグループとして認知行動療法*が行われています。少年院と違い、治療プログラムが生活の柱ではない児童自立支援施設でも、薬物非行の子に対しては、治療プログラムを用意する必要があります。また、施設から出た後も、十分なアフターフォローがとくに必要です。薬物依存症者の自助グループであるアルコホーリクス・

＊認知行動療法：行動と感情と認知が互いに密接に関係しているとし、以前の心理療法の中心であった行動あるいは感情のみに働きかけるのではなく認知（思考やことば、考え方の枠組みなど）にも働きかけていくことを特徴とする心理療法。うつ病や強迫性障害、薬物依存、素行症などへの有効性が広く実証されている。現在の心理療法の主流といえる。

アノニマス（ＡＡ）*やダルク（ＤＡＲＣ）*につなぐこともあります。

〈類似した特性を持つ子たち―依存の心性と関わりの深い非行〉

　また、これとかなり共通する特性を持つのが、放火や性加害だけを繰り返してしまう子たちです。いろいろな非行をして、放火や性加害もしてしまった、というタイプとは異なり、放火のみ、あるいは性加害のみを繰り返す子たちの中には、それらの行為に対しての依存を形成していると思われる子がいます。そのような子たちの場合も、放火や性加害といった行為そのものを取り上げた治療的働きかけが不可欠です。施設内での生活に問題がないからといって放火や性の問題を取り上げないでいると、退所後ほどなくして同じ問題を引き起こすのがこれらの子の特徴です。

7）統合失調症

①特性

　統合失調症は、幻覚、妄想の出現を特徴とし、長期的には人格の変容をきたすことのある障害です。思春期は、その発症が始まる時期にあたります。また、実

＊アルコホーリクス・アノニマス（Alcoholics Anonymous：ＡＡ）：１９３０年代に米国で始まった、アルコール依存症者の自助グループ。現在は広く世界中に団体がある。アノニマスは「匿名」の意。依存症者同士のミーティングと、依存からの回復のための「12のステップ」の実行を主体とする。連絡先はＡＡ日本ゼネラルサービス（ＪＳＯ）、03 - 3590 - 5377

＊ダルク（ＤＡＲＣ）：Drug, Addiction, Rehabilitation, Center を組み合わせた造語。薬物から開放されるためのプログラムを持つ民間の薬物依存症リハビリ施設。施設内では毎日のミーティングとレクレーションなどを通じて薬物を使わない生活を目指す。医療、福祉、司法等との連携も図っている。スタッフが全員薬物依存症者であることも特徴の1つ。連絡先は日本ダルク、03 - 5369 - 2595

は生涯有病率＊は最近の推定で約0・5%と決して少ないとはいえない精神障害（より広義の統合失調症スペクトラム障害ではさらに多くなる）です[28]。最初に気づかれるのは、幻聴に応える形での独り言や一人笑い、あるいは被害妄想や監視されているといった訴え、あるいは引きこもりがちになる、といったことからが多いでしょう。

＊生涯有病率：一生の間に統合失調症が発症する人の割合。思春期での発症率とは違うことに注意。

②素行症との関わり

統合失調症は頻度としては素行症の併存症として多くはないようです。DSM-5でも、併存症として例示されてはいません。しかし、決して見逃してはならないものです。

統合失調症の発症と、非行行動の開始がほぼ重なっている、という事例があることは確かです。たとえば、家庭内暴力が始まった時期と、統合失調症の発症がほぼ同時期であったり、幼児への性的加害が始まったのが、幻聴などの統合失調症の症状が出現した時期と重なっている、といった事例です。

もちろん、非行児がたまたま統合失調症を発症する、という場合もあるわけですが、反社会的行動が目立つために、統合失調症が見逃されることは少なくありません。

③統合失調症と自閉スペクトラム症の鑑別の重要性

なお、最近の大変困った問題として、自閉スペクトラム症やアスペルガー障害という診断名が一般に広まったために、子どもが統合失調症を発症しているにも関わらず、関係者がアスペルガー障害だと思い込んでしまい、精神科受診が遅れてしまう、という事例が散見されます。歴史的には、自閉症が早期発症型の統合失調症だと考えられていた時代があるくらいですから、両者の鑑別はそれほど簡単ではありません。

統合失調症は進行する障害ですから、できるだけ早期に手をうたなければ症状が深刻化しますが、その成否は薬物治療をいかに早く開始するかによって大きく左右されます。ですから、統合失調症の疑いがある場合は、できるだけ早く精神科を受診する必要があります。施設などで「しばらく様子を見よう」と動かないでいることが、その子の一生を左右する可能性さえあるのです。

〈統合失調症を伴う素行症の事例〉

統合失調症の場合、思春期に発症する例が少なくないため、発症と非行との時間的関連が問題となります。また、統合失調症と非行の関係は大きく分けて、①幻覚・妄想などの症状が直接非行と結びつく場合と、②発症による人格の変化が非行と関連していると思われる場合とがあります。それぞれの例を挙げます。

症例6　統合失調症の発症と家庭内暴力を主とする非行の開始時期が重なっていた事例　サトシ君

サトシ君は、両親のそろった、虐待等の大きな問題もない家庭で一人息子として育ちました。乳幼児期、幼稚園、小学校でも成績は中の上程度で、とくに目立ったエピソードのない子どもでした。しかし中2の春頃から、自室の持ち物に触れたといった些細な理由で両親に対して暴力をふるうようになりました。

それまではおとなしい子であったために両親は大変戸惑いましたが、反抗期とはこういうものかと考え、静観していました。しかし、1年ほどの間に次第に暴力の頻度も、その程度も悪化していき、学校でも他の子とのトラブルが頻発するようになりました。たまりかねた両親が児童相談所に相談しました。

〈どのように働きかけるか〉

児童相談所の嘱託医の診察の際、サトシ君は中2の春の修学旅行の頃から、他の生徒が自分の悪口をいっているのが聞こえるようになったこと（被害的な幻聴）、両親が実際の両親と違う「偽物」に入れ替わっていること（替え玉妄想）を訴えました。幻聴によって「バカにされた」と思った相手に対してての暴力であり、また「自分のことを偽物が探っている」と誤信しての家庭内暴力だったことが明らかになりました。

統合失調症と診断し、抗精神病薬の投与を開始することで、これらの訴えが消えていくと共に、学校や家庭内での暴力も沈静化しました。

この事例の場合、統合失調症の幻覚・妄想という症状と行動上の問題が密接に結びついていたために、薬物療法が行動の改善に直接的につながったものと思われました。その後も、サトシ君は服薬を続けながら無事高校進学を果たしました。

症例7　統合失調症の発症後、性加害が始まった　ハヤト君

4歳のときに両親が離婚し、その後養護施設に預けられたハヤト君は、非常に真面目で穏やかな性格で、小さい子にも優しく、施設の職員からも可愛がられる存在でした。しかし、中学1年生の時に施設内の幼児に対する性加害が始まり、その後さらに複数の幼児に性加害を行いました。児童自立支援施設入所後も、他の児童に対する同様の行為が続きました。

〈どのように働きかけるか〉

診察の結果、幻聴、妄想が認められ、統合失調症と診断され、また幻聴が聞こえはじめた後から、幼児への性加害が始まったことがわかりました。ただし、性加害は幻聴に命令されたりしたものではなく、症状と性加害との間に直接的な関係は認められませんでした。向精神病薬が開始され、症状が沈静化したのとほぼ時を同じくして、他児童への性加害行動が完全に収まったように見えました。

しかし、その状態で約1年が経過した後、抗精神病薬の服薬を継続し、症

状も出現していなかったにも関わらず、突然、同寮生への性加害が出現しました（未遂）。対象こそ異なりますが、生活の場でいきなり相手に抱きついて押し倒してしまうという行動は、以前に見られた行動とまるで同じでした。その際も幻聴などに影響されたものではありませんでした。

この事例の場合、思春期の性衝動の高まりとも関連している可能性があり、また症状と性加害が結びついているわけではないため、統合失調症の発症が直接行為と結びついているものかどうか断定することは困難でしたが、衝動性の高まりや衝動を抑える力の低下といった統合失調症によって起こる人格の変化が行為と関わっている可能性が考えられました。薬物療法が極めて効果的だっただけに、それに満足せず、性加害に向けた治療プログラムなどの働きかけを十分に行うべき事例でした。

2　心理的な要素

1）思春期の反抗の暴発としての非行と医療の関係

思春期にさまざまな葛藤を抱えたり、親や大人などの権威に対して挑戦的になったりすることはむしろ成長の過程として健康的なことです。ただし、素行症の診断がつくほどの持続的な反社会的行動の反復となると、その健康的な範囲を超えた暴発であると考えていいでしょう。

前述したとおり、モフィット*は青年期限定型、つまり10歳以降に非行を初発したタイプの素行症は、非行を犯さない子と比べても、精神医学的な問題や生育環境において違いがないといっています。このようなタイプの非行少年に対して医療が果たすことのできる役割は、決して大きくないはずです。このような子には、まずは環境調整、それから心理学的な働きかけがあくまで主体になります*29)。

ここでは、医療が一定の役割を果たすことができる愛着・虐待の問題とPTSDに限定して話を進めます。

*モフィット：17ページ参照。

*小栗正幸（2011）『行為障害と非行のことがわかる本』（講談社）。

2）愛着・虐待の問題

ニュージーランドのダニーディンという地域で、現在まで約40年以上にわたって約1000人を対象にした縦断研究（追跡調査）が行われています[30]。この研究では、家族内の愛着関係が崩壊していることが、ほかのあらゆる家庭内要因（社会的階級や家族構成、しつけなど）に比べて子どもの反社会的行動の持続性に最も強く影響を与える要因である、とされています。

また、DSM-5で、反抗／非行との関連において充分に言及されていないと考えられる1つの大きな問題があります。それは、虐待とそのトラウマあるいは愛着の問題です。アメリカにおいても、児童精神医学の勃興期の大きな研究対象が愛着の問題と非行の関係であったことからもわかるように、生育歴と非行との関係は以前から重視されてきました。

ところが、DSMは基本的に病因を不問に付すという前提で成り立っていますから、素行症や反抗挑発症についても、その病因について直接的に言及されることはありません。これまでDSMにおいて非行とADHDとの関連がとくに強調される一方、生育歴、とりわけ虐待・愛着の問題と素行症の関係については、記述が薄いのです。

一方、日本において非行と生育歴の関係は極めて重視されてきました。日本において虐待そのものがとくに注目を集めるようになったのはここ十数年ほどのことですが、家庭環境の貧しさが非行の原因となるということは明治時代の先人が既に気づいていました。

児童自立支援施設の草分けである北海道家庭学校を創設した留岡幸助は、明治34年に既に「少年子弟が悪化する原因素より一にして足らずと雖、其の十中八九までは、家庭悪しきか、然らざれば全然家庭を有せざるにあるや明らかなる事実なり。彼等をして善良なる市民に改善せんと欲するも、亦家庭的空気の中に於て教育するの大切なるは言を俟たず」と述べているのです[31]。

そのため、非行と虐待の関係について近年よく指摘されることに対して、施設の職員は「当たり前じゃないか」という意識を持っています。非行少年が置かれている生育環境について、松浦が「ACEスコア」（次ページ表2－5）を用いて高校、児童自立支援施設、少年院の子どもたちに対して行った研究の結果（表2－6）をご覧ください[32]。

これを見ると一般高校生に比べて、非行少年が置かれていた生育環境がいかに劣悪なものであるかがよく分かると思います（児童自立支援施設の児童の生育環境が少年院に比べてより劣悪なのは、幼少期から非行を始めている子が児童自立支援施設に多

表2-5　ACEスコア（児童期の逆境的経験のスコア）

ACE = Adverse Childhood Experiences Score

1. 繰り返される身体的虐待
2. 繰り返される心理的虐待
3. 性的虐待
4. アルコールあるいは薬物乱用者の存在
5. 母親が暴力的な扱いを受けていた
6. 慢性的な抑鬱、自殺企図、入院あるいは精神病の人の存在
7. 肉親が一人、あるいは一人もいない
8. 投獄された家族の存在
9. 両親からのネグレクト

＊経験したと認められる項目の個数をスコアとする。最小0、最大9

表2-6　ACEスコアの比較（松浦）

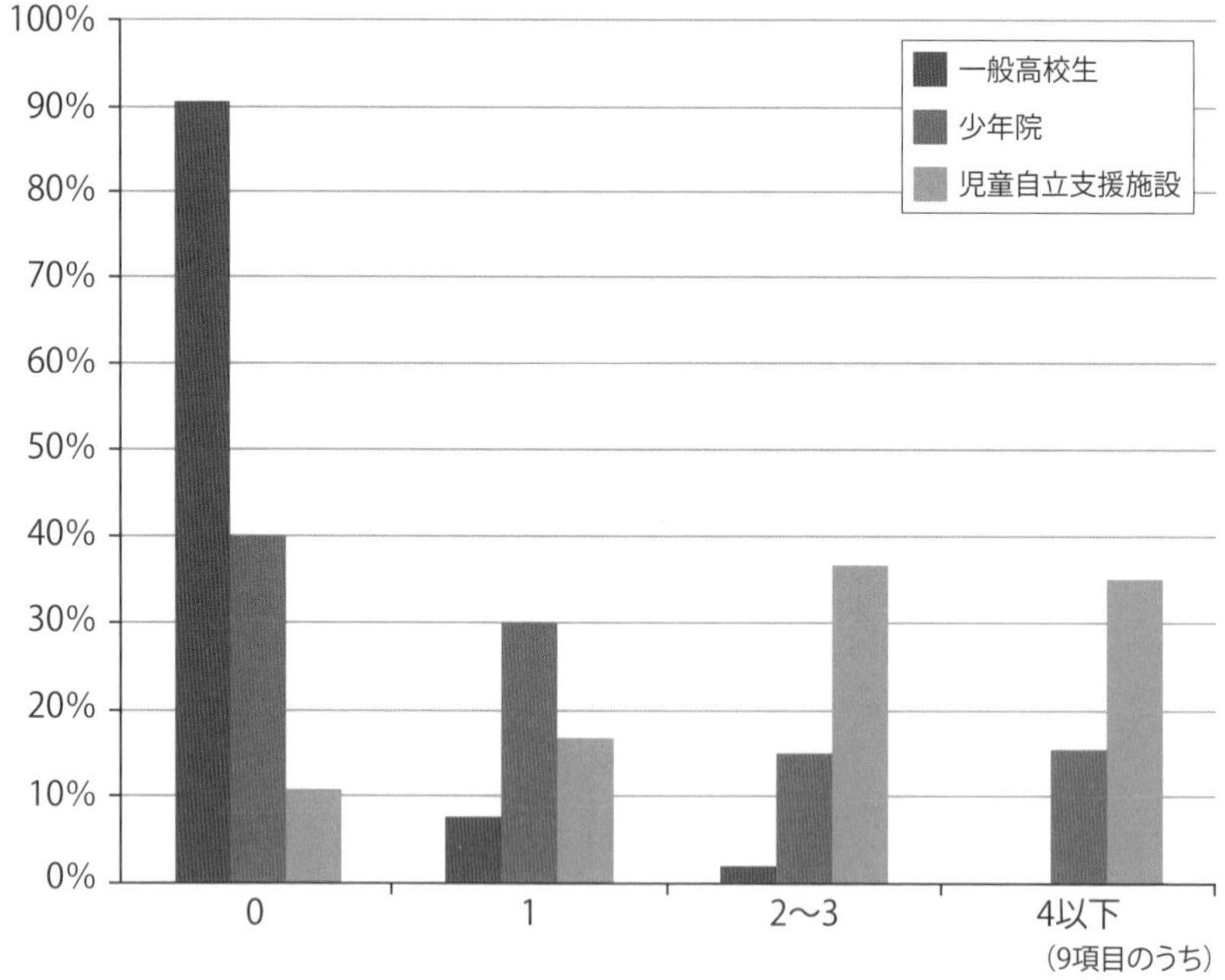

いことと関係しているものと思われます）。

このような虐待的環境で育った彼らは、何をやってはいけないか、というルール以前に「生きるということ自体がいいことだ」という根本的な生に対する信頼感が育っていません。幼少時に受けた虐待の影響が、思春期に至っても、さらには成人に至ってもなお続くところに、虐待の与える傷つきの深さが伺えます。これに関連して、虐待が始まった年齢が重要な意味を持つことが知られています。性的虐待が始まった時の年齢と後の生活との関連を調べた研究では、7歳未満で虐待が始まった場合、それ以降に虐待が始まった場合と比べ、予後が悪かったとされています（McClellan ら、１９９６[33]）。

また、虐待が早期に発生するほどその後の精神病理のリスクが高くなることが確認されていて、もっともリスクが高いのは5歳までに虐待を受けた子どもたちであるという研究結果があります（Glod & Teicher, 1996[34]）。つまり、人格形成の早期に虐待を受けるほど、悪影響が大きくなると考えられるのです。

また、ドッジ（Dodge, 1993）は、身体的虐待を受けた子どもは、他者からの曖昧なサインを自分に敵対的なものと見なす傾向があり、また困難な事態に対して攻撃的な反応を示すことを好む傾向があると述べています[35]。つまり、虐待を受けることが、その子の、人の言動の受け取り方や、対処行動に影響を及ぼす、というのです。

この説の裏付けの１つとして、幼稚園で記録された身体的虐待が、小学校での素行の問題と強く関連していたという報告があります。被虐待群では28％が素行の問題を起こしたのに対し、虐待を受けていない群でのそれは６％であった、というのです（Dodgeら、１９９５）[36]。

ただし、このことは、幼少期に身体的虐待を受けても多くの子は素行の問題を起こさない、ということを示してもいます。ウィドム（Widom, 1989）もまた、小児期に虐待を受けた子どものうち、８％から26％だけが暴力的あるいは攻撃的になるのだ、としています[37]。つまり、虐待を受けた子どもの多くは暴力的にならないのです。このことを忘れてはなりません。

また、日本における貴重な資料として、平成15年度に全国の児童相談所で非行相談を行った児童全員を対象とした調査では、24％に虐待経験があり、そのうち身体的虐待が61％、ネグレクト52％、心理的虐待27％、性的虐待が５％であった（重複が多い）という結果が出ています[38]（図２－４）。

このように、虐待と非行が密接な関係にあることは疑いようがありません。その一方で、客観的に見れば虐待といわれる状態であっても、保護者からすれば、「いうことをなかなか聞かない子に対する躾としての行為」である、と考えられ

図２－４　受けた虐待の種類

（出典）児童相談所における「非行相談に関する全国調査」について（全児相　通巻第81号）

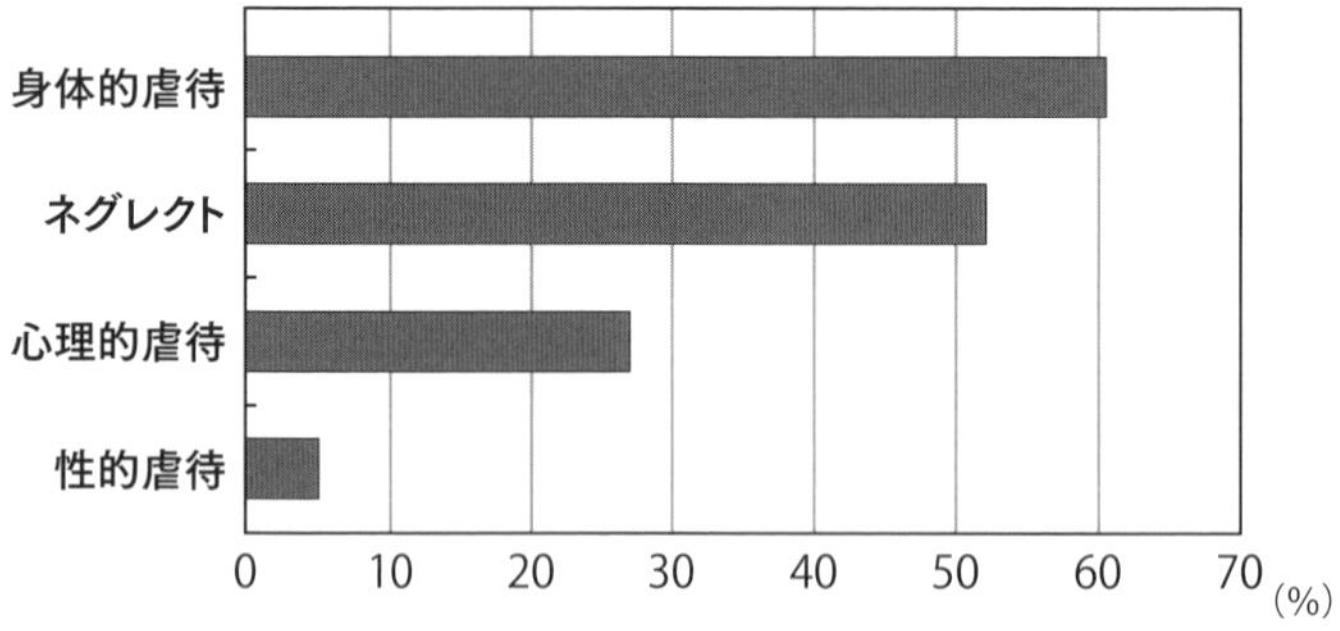

ていることがほとんどです。あるいはさらに、これは虐待に当たるのではないかと思い悩みながらも、いうことを聞かない子についい手を出してしまい、それに対して子どもがさらに反抗してくる、という悪循環に陥っていることも少なくありません。

発達障害の子どもや、生まれつき気難しい気質の子に対して、どうしても育てにくい子が結果として「体罰」を受けやすいことが知られています。これは、「子ども効果（child effect）」と名づけられています[39]。ただし、双生児研究に基づいたこの「子ども効果」は、あくまで怪我を伴わない体罰に限定されたものであり、怪我を伴う虐待では「子ども効果」は認められず、むしろ親の虐待が子どもの攻撃性を引き起こすことがわかっています。つまり、子どもに怪我をさせるような虐待を正当化するものでは全くありません。

症例8　身体的虐待を受けていた　ツヨシ君

ツヨシ君は母親が16歳の時の子です。母親は幼い頃から両親に身体的虐待を受けており、家出、薬物乱用といった非行歴があり、妊娠中も飲酒、喫煙を止めず、妊婦健診にも行ったことがありませんでした。出産前に離婚。出産後も母親は友達と遊び歩き、育児放棄の状態でした。

見かねた父方祖父母が養育を担いますが、間もなく祖母が病死したために、3歳の時から養護施設に預けられます。残念ながらその養護施設はいい状態ではなく、ツヨシ君によれば、下着は誰のものかわからずにはいていた、といいます。小学校入学後、ツヨシ君は落ち着きがなく、癇癪持ちで同級生とのいい争いが絶えず、暴力に及ぶこともありました。母親もほとんど施設に面会にきたこともありませんでしたが、ツヨシ君が8歳の時に再婚。その際になぜかツヨシ君を引き取ることになります。ツヨシ君は大変喜びました。しかし、ツヨシ君が何かということを聞かないことに腹を立て、母親は体罰を繰り返すようになります。ツヨシ君が母親から包丁を持って追いかけられ、学童保育の職員に助けを求めた、という記録があります。若い夫も母親と一緒になって暴力をふるいます。また同じ頃、「あなたはいらない子だった」と母親からいわれたことをツヨシ君は覚えています。

引き取って4カ月後には母親は児童相談所に「この子の面倒は見きれない」と伝え、ツヨシ君はもといた施設に戻ることになりました。施設に戻った当初ツヨシ君はむしろホッとしているようでしたが、間もなく以前にも増して荒れはじめ、職員反抗、暴力が日常的に見られるようになってしまいました。大暴れした後に、そのことをまるで覚えていない、という解離と呼ばれる症状も現れました。小学校5年生の時には地方の児童自立支援施設に入所することになりますが、そこでも落ち着くことはできず、職員に鼻骨骨折などの大けがを負わせてしまい、中学入学と同時に国立児童自立支援施設に入所となりました。

〈どのように働きかけるか〉

この事例を見て、ずいぶん極端な例だと思われた方もいるかもしれません。しかし、非行少年の施設では、これはむしろよくある事例に過ぎず、さらに悲惨な生育歴をたどっている子も珍しくないのです。最近、普通の家庭の子が非行に走るようになった、といわれることがありますが、少なくとも重度の非行少年が集まる施設では、家庭環境に恵まれない子が圧倒的多数を占めます（118ページ、表2-6参照）。

このような少年に対して、国立の児童自立支援施設では夫婦で支援に当たり、疑似家族的な環境を与えることでこのような子の育て直しを図ります。ただし、このような少年は、当初まず大人を信用しようとしません。そこで大きな役割を果たすのが、先輩たちの存在です。既に職員と関係ができている先輩たちが、寮長寮母を信頼し、さらには甘えているのを見て、新入生は少しずつ職員に接近します。大人を信じていなかった彼らが比較的短時間で寮職員との関係構築ができるのは、自分と良く似た先輩たちの存在があるからこそ、なのです。とくに思春期に至った例では、大人との1対1の関係構築が困難だからこそ、この同質の寮集団の存在が重要な意味を持ちます。

では、医学はこのような子に何ができるでしょうか。ここ十数年ほどの間に虐待が急速に注目を集めるようになった背景の1つとして、小児科医と児童精神科医が声を上げた、という側面があります。虐待という、反復されるトラウマに対する治療法はまだ充分に確立されているとはいいがたい面もありますが、20年、30年前とは状況が異なっています。トラウマに対して有効とされる治療法＊が出てきたからです。

また、極端に不安定な精神状態に対して、ＳＳＲＩと呼ばれるタイプの抗うつ剤や抗精神病薬、解離症状に対して漢方薬を使うこともあります。ただし、それらの治療以前にまず、安全に生活ができることを保証してやることこそが何よりも重要です。そのため、施設においてはこのような子に対する働きかけの主役はやはり寮長寮母であり、また共に生活するよく似た生育歴

＊心理教育やリラックス法、ストレスへの対処法、感情表現の技法、トラウマ状況の意識的な想起などの総合的な働きかけを行う認知行動療法であるＴＦ－ＣＢＴ（trauma-focused CBT：トラウマ焦点化認知行動療法）。いまだになぜ効くのかが解明されていないものの、確かに効くという統計的な裏付けがある、眼球運動を用いながらトラウマの処理をするというＥＭＤＲ（Eye Movement desensitization and reprocessing：眼球運動による脱感作と再処理）、トラウマの原因となった状況をあえて想起させることで、正常な記憶に位置づけなおすことを狙う暴露療法（フラッディング）など。

を持った子ども集団です。医師や心理士はそのサポート役です。

正しい環境に置けば子どもは自らまっすぐに成長する力を持っている、と考えるのが環境療法です。実際、穏やかで前向きな生活を一定期間送ることで、またその中で虐待的でない、いってみれば常識的な人間関係を経験することで、子どもたちは大きく成長していきます。このような環境を与えることができるのが、施設の最大の強みです。

症例9　性的虐待を受けた　レイカさん

レイカさんの母はレイカさんが生まれた後夫婦仲が悪くなり、夫からのDVもあって、レイカさんが1歳になる前に離婚。レイカさんは母親に引き取られましたが、2歳の時に母が再婚しました。レイカさんは3歳の時に保育園で男性の保育士に体を密着させて、性的なものを思わせる声をあげたりしました。どうも夫婦間の性交渉を見ていたようでした。4歳の時には養父から性器を触られたり、逆に触らせられたり、ということが始まったようです。6歳の時には性交渉に至りますが、養父から口止めされていたこともあり、レイカさんはこれを母親にはいえないでいました。

これらが発覚したのは、彼女が小2の時に学校で他児の性器を触るという行為があり、不審に思った養護教諭が話を聞いたことがきっかけでした。学校から児童相談所に相談があり、両親への面会が行われましたが、両親は完全にこれを否定。母親はむしろレイカさんが嘘をついていると、厳しく叱責しました。何よりレイカさんを傷つけたのは、実は母親もそのことに気づいていながら、夫との関係が崩れることを恐れて、それを止めようとしなかったことでした。

その後、学校で他児への暴言暴力が目立つようになり、小4の時には家出が始まり、時を同じくして援助交際を始めます。多い時には一晩で4人と援助交際したこともある、といいます。養護施設に入所しますが、無断外出を繰り返し、その度に援助交際や不適切な男女間の関係があり、児童自立支援施設に措置されることになりました。入所について意見を求められた際の母親の言葉は「好きにしたらいい」でした。小6の3学期のことでした。

〈どのように働きかけるか〉

子どもへの性的虐待はごくまれな事例だと思われるかもしれません。しかし、女子の非行を扱う施設では、その数の多さに驚かされます。筆者の勤務する国立女子児童自立支援施設では、２０１４年度から２０１５年度の間の在籍児童のうち、実に19％が性的虐待を受けていました。しかもこれは、入所時点で児童相談所や家庭裁判所が把握していた数に過ぎません。

この事例は、比較的早期に発見されていますが、性虐待の場合、施設に入ってその子がカミングアウト（性被害を告白すること）するまで、その存在に周囲が気づいていない、という事例が少なくありません。性虐待はそれほど気づかれにくく、また本人にとって打ち明けることがむずかしいのです。先の事例のような身体的虐待に対する場合と、性虐待とでは、働きかけのバランス、つまり寮からの働きかけと医療・心理的働きかけのバランスはかなり異なります。

児童自立支援施設の場合、身体的虐待に対する主な働きかけの担い手は、寮です。医師や心理療法士はそれができるだけうまく働くようにサポートを行います。それに対し、性虐待の事例の場合は、寮が性の問題に関して主な働きかけの役割を果たすことは困難です。より傷つきが深いと思われる性的虐待を生活の場で扱おうとすると、寮での生活そのものが破綻する可能性がありります。そのため、生活からある程度距離を置くことのできる医師や心理療法士が働きかけの中心を担う場合が多いのです。また、一緒に生活する者が性の問題を扱うのは難しい、という側面もあります。カミングアウトによって、周囲の人間も強く動揺し、早く何とかしなければ、と思いがちですが、拙速な対応はむしろ事態を悪化させかねません。性被害を不用意に聴きすぎてしまう、というのは起こりがちな失敗です。

身体的虐待を受けた男の子の場合は、それを我々の施設の中でカウンセリングで扱ううちに生活が破綻する、ということはそれほど多くありません。それと比べると、幼少期の性虐待が女の子をどれほど深く傷つけるか、そしてその傷つきの影響がどれだけ長く続くのかを考えざるを得ません。このような子たちの予後がどのようなものであるかは、まだ十分にわかっていません。

〈性被害と性加害の関係〉

なお、家庭や施設で性被害を受けた子が、その後逆に他児に対して性加害を行うようになる、というパターンは決して稀なものではありません。施設内でそのような連鎖が続いているという例は、残念ながら今も報告が絶えません。ですから、性加害で我々の施設に入ってくる子に対して、我々はまず、性被害を受けたことがないかを確認します。現在、性加害を行った子に対する治療的働きかけは、とくに男子児童自立支援施設で行われる心理療法の多くの部分を占めています。それが性被害を受けた子に対する治療的働きかけとよく似たものになることも多いのは、性被害と性加害との間にこのような密接な関係があるからです。

3）反応性愛着（アタッチメント）障害及び脱抑制型対人交流障害

診断において病因を不問とする診断基準をもつDSMの中で、「心的外傷およびストレス因関連障害群」という診断グループは、心的外傷（トラウマ）あるいはストレスによって引き起こされるという、明確な病因が示された例外的な存在です。

このグループには、反応性愛着障害、脱抑制型対人交流障害、心的外傷後ストレス障害、急性ストレス障害、適応障害が含まれますが、あとの2つは原因となるストレスが消えると症状も比較的短期に消えるものを指すので、素行症との関連は強くありません。ここではまず、素行症と関連の強い前2者について触れます。

①特性

ＤＳＭ－Ⅳでは、反応性愛着障害の下に抑制型と脱抑制型という２つの下位分類がありました。いずれも、ごく幼少のころに、極端なネグレクトや、頻回の養育者の変更（親、親族や施設間の「たらいまわし」的な）、特定の人に対する愛着の形成が困難な環境（子どもの数に比べて職員が非常に少ない施設など）によって引き起こされる、とされています。

結果として苦痛に対して無反応で、人を求めようとせず、感情を見せることも極端に少なくなってしまったタイプを抑制型、これと真逆にも思える、初対面の大人にも平気で近づき、不自然なほど馴れ馴れしい態度をとったり、あるいは初めての保育園で親と別れるような場面でも全く後追いをしない、といった行動を見せるタイプを脱抑制型としていました。この２つは原因はほぼ同じなのですが、いったんこのような症状が出現すると相互に移行することはあまりなく、独立性が高いとして、ＤＳＭ－５ではそれぞれに別の診断名、つまり「反応性愛着障害」と「脱抑制型対人交流障害」が与えられたのです。

②素行症との関わり

DSMでは、この2つの障害はまれなものとされています。しかし、非行臨床の場では、とてもそうは思えません。DSM－5での脱抑制型対人交流障害の説明の中で、「この障害はまれのようで、重度のネグレクトを受け、その後に養護施設に入れられそこで育った子どもでさえ、ごく少数に生じるに過ぎない。このような危険性の高い集団でも、この障害は20％程度にしか生じない」と述べられているのですが、施設に入ってくる非行少年の多くがこういう環境で育った子どもなのですから。

実際非行少年の中には、この2つのタイプのどちらも少なくなく、前者は自閉スペクトラム症*との、後者はADHD*との鑑別が必要なのですが、実はこれは極めて困難です。とくに親もまた発達障害を思わせる人で、かつ虐待も認められる場合など（このようなパターンは決して少なくないのですが）、鑑別はほぼ不可能といっていいでしょう。

DSMでは、「脱抑制型対人交流障害では注意の困難または多動を示さないことでADHDを持つ子どもと鑑別しうる」という能天気な記載がされているのですが、これは日本の児童精神科医の常識とはかけ離れています。むしろそれらの症状の存在こそが、両者の鑑別を難しくしている、と我々は考えています。

＊自閉スペクトラム症：70ページ参照。
＊ADHD：58ページ参照。

病因からすると、素行症との関連が当然強いはずなのですが、DSMでは鑑別すべき障害としても、また併存症としても、素行症に関する記述はありません。愛着の障害の症状とその後の成り行きに関して、日本とアメリカ（DSM）ではとらえ方が大きく違うようであり、それが素行症の子にこれらの診断をつけることに筆者がいつも躊躇してしまう理由の一つになっています。次項で説明する、複雑性PTSDあるいは発達性トラウマ障害の概念が、もう一つの国際的診断基準である、WHOによる「ICD-11」という診断基準に取り入れられるといわれており、そうするとこの違和感は払拭されるのかもしれません。

4）PTSD　心的外傷後ストレス障害

①特性

生命の危険を感じるような、あるいは重症を負ったり、性的暴力を受けるといった重大な心的外傷体験（＝トラウマ）の後に、さまざまな症状が生じることがあります。症状としては、①その出来事がまるで今まさに起こっているかのように感じられてしまう「再体験」や思い出したくないのに不意に思い出してしまう「侵入症状」、②その出来事を思い出させるようなものごとや場所、会話や対人関係を必死に避けようとする「回避症状」、③物事のとらえ方が過剰に否定的になったり、恐怖や怒り・罪悪感・恥といったマイナスの感情が続いたり、意欲が失われる「麻痺」、④人や物への攻撃で示される激しい怒りや自己破壊的な行動、集中困難、睡眠障害などの「過覚醒」、が挙げられます。

なお、PTSD（Post Traumatic Stress Disorder）*は基本的には1回、あるいは限定された期間の外傷体験の結果引き起こされることを想定していますが、児童期の虐待のような長期間にわたって繰り返される心的外傷体験の場合、その傷つきが与える影響が質的にも量的にも大きく異なるであろうことは容易に想像できます。

その結果起きる障害をファン・デル・コルクは複雑性PTSDと呼んでいます（ただし、この診断名はDSM－5には採用されていません）。また、彼は幼少期に繰り返し受けた虐待の影響が、成長につれて異なった症状となって現れるとして、「発達性トラウマ障害」という概念を提唱しています。

つまり、幼児期には前項で述べた反応性愛着障害が、学童期にはADHD的な多動と反抗挑発症が、思春期にはPTSDや解離症状が、さらに青年期には解離性障害と素行症、成人期には複雑性PTSDが表出される、という進行を見せる事例がある、というのです。これは、29ページでの図1－1の説明とも重なるところがあり、素行症の成因と進行の少なくとも一部――とくに小児期発症重症例の

＊もともとはベトナム戦争の帰還兵の精神障害の研究からつけられた診断名。

―を説明する仮説として、有力なものと思われます。

②素行症との関わり

非行とＰＴＳＤの関係は複雑です。これは大きく３つに分けることができます（奥村、野村、２００６）[40]。

❶外傷体験を受けた少年が非行を行う場合

これは先に述べた虐待の場合です。とくに女子の場合の性虐待は、保護的な環境といえる施設に入ってもなお生活が破綻するほどの影響を与え、その傷つきの深さがわかります。また、男子の場合でも、家庭や施設内で受けた性被害は、身体的虐待よりもさらに対人関係や自尊感情に強い負の影響を与えます。

❷犯罪の被害が外傷体験となる場合

犯罪の被害者はＰＴＳＤを起こしやすいことが知られていますが、非行少年もまたしばしば暴力や犯罪の被害を経験していることが法務総合研究所の調査で示されています。[41][42] 彼らは被害者にもなりやすい環境に身を置いているわけです。

❸自らの犯罪行為自体が外傷体験となる場合

ある意味、たいへん身勝手なことともいえますが、自分が犯した犯罪自体がトラウマとなっている非行少年もいます。とくに重大事件を犯した少年が、PTSDから解離症状を起こしたり、自殺を図るという例が見られます。ただし、基本的に被害を受けたことによって生じる障害であるPTSDという診断を非行少年につけることには慎重であるべき、という意見もあります。そもそも多くの非行少年が生育環境に恵まれない中で、ことさら被害性を強調することは矛盾を生じかねないともいえるからです。

確かに、女子の性被害の場合のように明らかなものを除けば、非行少年にPTSDの診断をつけることはためらわれます。ただし、診断をつけるかどうかは別として、多くの非行少年が加害者性とともに被害者性を持ち合わせていることは、これまで述べてきたことからも、121ページの事例を見ても明らかです。被害者のほとんどが加害者にはならないという事実を忘れるわけにはいきませんが、非行臨床において、非行少年の被害者性に目を向けることもまた重要です。

5）心理的な要因がもたらす生物学的影響

最近の脳科学研究の進展は、虐待的な生育環境が海馬と呼ばれる部分の萎縮など脳の発達に影響をあたえることを明らかにしています（図2‐5）。つまり、脳は環境の影響によってダイナミックに変化しており、心理的な問題と生物学的な問題は切り離すことができないことがわかってきたのです。

また、非行に関連する興味深い遺伝子レベルの研究も存在します。いくつかの神経伝達物質を分解する活性度を調整しているのが、酵素MAOA（モノアミン酸化酵素A）遺伝子です。カスピら（2002）の研究によれば、児童期の被虐待歴と遺伝子型は相互作用する、つまり、遺伝子型によって、青年期の被虐待の影響度が変化することが示されています[43]。児童期の被虐待が深刻なほど、青年期に素行症の診断を受ける率が高まることは一貫しています。しかし、深刻な被虐待群だけでみると、MAOA酵素低活性度の群は、そうでない群に比べて、2倍以上素行障害を発症させる率が高かったのです。一方の被虐待のない群では、発症率の差はありませんでした。つまり、遺伝子のタイプによって環境の影響度に差があったのです。

この知見は、被虐待という環境要因が、特定の遺伝子に働きかけることを直接的に示した証拠として、大きな注目を集めました。深刻な虐待を受けても非行化する人もいればしない人もいることを、一部説明したといえるでしょう。つまり環境の感受性の個人差は、遺伝子レベルでも説明されています。

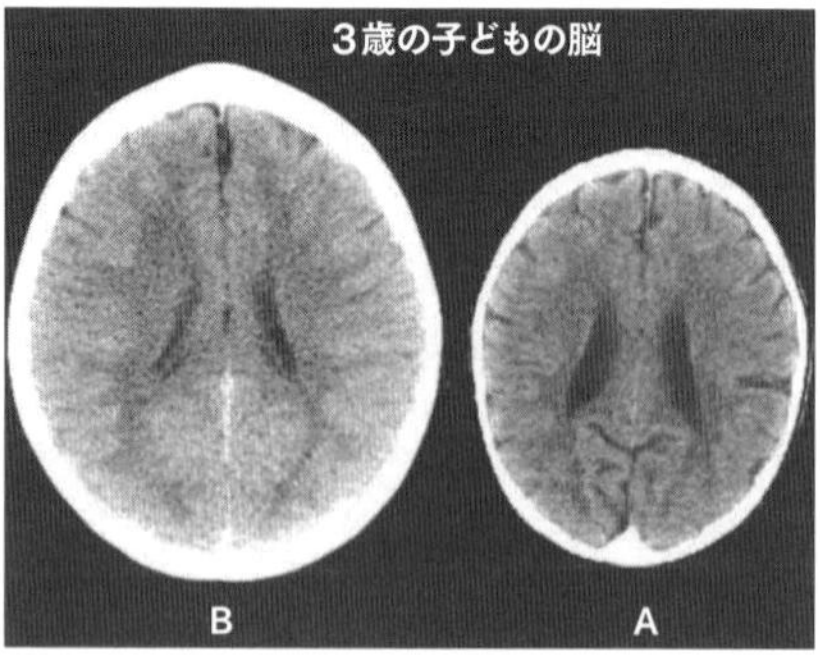

図2‐5
虐待的な生育環境におかれた脳（A）とそうでない脳（B）
（出典）Horrifying scans that show the real impact of love

3　社会的な要素

次に社会的な要因です。ここでは、環境をいくつかの側面に分けて見てみます（次ページ表2－7）。

1）家族環境

まず、子どもにとって最も身近な環境である、家庭環境が強い影響を及ぼすことは当然でしょう。先の虐待と重なる部分がありますが、しつけのパターンとして、まず、親として子どもを守る／養育する働きが乏しいこと、つまり親の拒絶的な態度や、一貫性のないあるいは厳しすぎるしつけが影響することが指摘されています。

パターソン（Patterson, 1982）は著作「強圧的家族過程」で、反社会的な子どもとその親のしつけの特徴について、次のように述べています[44]。

「反社会的な子どもの親はしつけに一貫性がなく、多くの曖昧な指示を子どもに出し、また子どもの行動そのものに対してではなく、親の気分によって行動す

表２－７　素行症のリスク要因：社会環境因子

1) 家族環境	貧困な親機能（拒絶、一貫性のなさ、厳しすぎること） 虐待 不適切な行動の教育 家庭の貧困 夫婦間の葛藤 離婚（片親） 家族の犯罪 家庭内の薬物乱用、精神障害の存在
2) 地域コミュニティ	コミュニティの暴力への親和性 貧困 失業 不十分な住宅供給 過密 （近隣の不利・貧困） （組織化されていない近隣） （武器の入手しやすさ）
3) 学校	（学業成績の悪さ） （留年） （学校との絆の弱さ） （学業に対する向上心の低さ） （学校に対する意欲の低さ） （組織化及び機能の低い学校）
4) 仲間関係	友人関係の障害 （逸脱あるいは非行のある兄弟。友人との関係） （友人からの拒絶）
5) メディア環境	メディアによる暴力への過剰な暴露 （メディアによる暴力の描写）

※（　　）を付した項目は対象が素行症に限定されていない、非行一般のリスクファクターである。

American Academy of Child and Adolescent Psychiatry,1997；原田 2005；Kandel et al.,1989;Lober et al.,2000;Quinton et al.,1993;Rutter et al.,1990 から富田が作成

（文献）素行障害（2013）齊藤万比古、P136、金剛出版

る。また、子どもがどこにいるのかを把握しようとせず、子どもが社会的にプラスの行動を取ってもそれに対し反応しない」。さらにパターソンは、「子どもの反抗を促進する方法」を見出しています。「子どものやや反抗的な態度に対して親がそれを禁止することで対応しようとすると、子どもはかえってその行動をエスカレートさせる。お互いのエスカレートは親が引き下がるまで続く。こうして、子どもの反抗的な行動はかえって強化されていくことになる。さらに、親の一貫性のないしつけによって、子どもの反抗的、あるいは攻撃的な行動が増えていくことになる」。どんな親も耳が痛い部分があるのではないでしょうか。このパターソンの指摘以外にも、敵対的・批判的・懲罰的・強圧的な子育てが非行に関連していることを示す証拠は十二分にあります（Rutter, Giller, & Hagell, 1998）[45]。

また、家庭の経済的貧困の影響も以前から指摘されていますが、これは近年の研究では貧困そのものが直接素行の問題に結びつくのではなく、夫婦間の不和や、子育ての問題といった家族プロセスを介して影響しているといわれています（Farrington & Loeber, 1998）[46]。

なお、しつけの役割は学童期を通じて重要ですが、その重要性は思春期中期以降には小さくなります。心理的な成長に伴って、自己統制がしつけよりも重要になるためだ、とされています（Feldman & Weinberger, 1994）[47]。

2）地域コミュニティ

環境犯罪学では、地域の荒廃したあるいは放置された物理的空間——例えば割れたままの窓ガラスのある建物など——と犯罪行動のリスクの増加との明確な関係を示してきました（Wilson & Kelling, 1982）[48]。また、地域の貧困レベルも素行症の発症に関連するとされています。とくに、近隣の住民の社会的・経済的地位が低いことは、低年齢の子どもについてとくに影響するとされています。

3）学校

成績の悪さや、学業に対する向上心の低さ、質の低い学校教育の影響が指摘されています。一方、学校でのよい学習習慣や、向社会的な学校の雰囲気が非行を減らす方向に働く要因であることが示されています。

4）仲間関係

多くの研究が、社会から逸脱した仲間に引き込まれることが、非行の初発に最も強い影響を与え、またとくに非行の中でも暴力的な行動の悪化の一番の原因であろう、としています。

一方、親のしつけの技能と仲間の影響との関係に着目した研究もあります。先のパターソンの指摘にあったような、見守りに乏しくかつ強圧的なしつけは、子どもを社会から逸脱した仲間に巻き込まれやすくし、また、彼らからの影響をより受けやすくするとされています。

これとは逆に、ツィンマーマン（Zimmerman, 1994）[49]らは、家族の感情的な結びつきが社会から逸脱した仲間からの影響を緩和することを見いだしています。クイントン（Quinton, 1993）[50]らは、非行のない仲間やよい友達（安定した対人関係やよいしつけに対する許容力などで示される）の選択が、犯罪行為が続くことに対抗する要因として働くことを示しています。

なお、仲間関係は学童期に重要となり、思春期にその重要性が最大になるとされています。しつけの重要性が後退する時期に、仲間関係がより大きな存在として現れてくるわけです。

5）メディア環境

非行とメディアとの関係はよく論じられるところですがマレー（Murray, 1980）[51]は、他のリスク要因を抱えている子の場合、リスク要因を持たない子に比べて、大人の監督なしに漫画やその他のメディアの中の暴力を見ることによって暴力行為をより生じやすい傾向にあることを指摘しています。

実際の暴力の目撃もまた、同様の結果をもたらすという報告がある一方、前青年期から青年期の男子を対象とした実験では、テレビの暴力シーンを視聴すると攻撃的行動が減少したという報告もあります。スポーツなどと同様に、実際に自分が攻撃をすることなく代理的な満足を得ることで攻撃的行動が減少することは当然考えられるわけです。

一方、アンダーソンとディル（Anderson & Dill, 2000）[52]は暴力的なテレビゲームをすることが、攻撃行動や非行と関連し、攻撃的な性格、また男性とより関連が深いとしています。

複数の論文を用いて系統的な分析を行ったブラウンら（Browne & Hamilton-Giachritsis, 2005）[53]によれば、テレビ、ビデオ、コンピューターゲームなどの暴力的シーンは、短期的には年少の子ども、とくに男子に対して攻撃的な行動を強いるような影響があることを認めています。しかしより年長の子どもに対してはそのような一致した結果は得られていませんし、長期的な影響に関してはどの年齢層においても、一定した証拠はありません。

つまり、これまでの研究の結果から見ると、メディアにおける暴力と子どもの暴力との関係はそれほど単純なものではないということができます。一方、メディアにおける暴力に影響を受けやすい子どもがいることは確からしく、もともと攻撃性や暴力性の高い子どもをメディアでの暴力にさらすことは避けた方が無難なようです（Gadow & Sprafkin, 1993）[54]。

また、最近の問題として、出会い系サイトなどが非行行動の機会を提供してしまう、という指摘もあります（「少年非行事例等に関する調査研究企画分析会議」、２００６）[55]。

ただし、対戦・協力型のゲームが昔の空き地のような子どもの社交の場であるという要素は否定できませんし、ＳＮＳが忙しい子どもたちをつないでいることも確かです。メディア環境に関する多数の研究結果が一定の結論に至っていないことを考えると、どのように利点を活かし、弊害を少なくするかを考えるべき、という当たり前の結論に至りそうです。

4　レジリエンスという考え方

虐待のような望ましくない環境に置かれても、悪い方向へ向かいにくい、いわば回復力（打たれ強さ）を示す特性をレジリエンスと呼んでいます[56]。非行を引き起こしがちな要因と比べると、まだまだ研究が進んでいるとは言いがたいのですが、例えば高いＩＱや、扱いやすい気質、高い自尊心、自己制御の能力、他者との良い関係、学校での良い学習習慣、学校外で活躍できる場があること、などがレジリエンスを育むとされています（Rae-Grant et al, 1989）[57]。

また、社会的要因としては、親、家族、重要な他者（成人）の少なくとも一人と肯定的な関係性を持つことが、反社会的行動や非行に対する防御となりうる、とウェルナーとスミス（Werner and Smith, 1992）[58]は述べています。

これは日本の施設での経験でも同じことがいえます。非行少年の愛情欲求は底なしであることが多いのですが、おばあちゃんでも、近所の親しいおじさんでも、誰か一人でも彼のことを真剣に考えてくれる（本当に心配してくれる）人がまわりにいた場合、彼は施設で注がれる愛情に対して足るを知る、という印象があります。結果的に大きく生活が崩れることが少ないのです。

5　1つの原因では非行は起こらない

ここまでさまざまな要因を見てきましたが、もっとも重要なことは、非行がたった1つの原因で生じることはない、ということです。たとえば、しつけの失敗だけで非行が起こることはなく、何らかの疾病の存在だけが原因となって非行が起こることもあり得ません。

重要なのは、「何が原因か」ではなく、「いくつ要因が重なっているか」なのだ、というのが近年の犯罪学が見出した結論です。

いくつもの複合的な要因が重なって、初めて非行は起こります（図2－6）。犯人捜しをしても始まらないのです。原因を家庭に求めるのはよくある風潮ですが、親の責任だけを問うても問題は解決しません。また同様に、本人の努力だけではどうしようもない要因がいくつも重なって初めて非行が起こりうることを知れば、本人だけを責めることは理不尽ではないでしょうか。関わっているであろういくつもの要因を分析し、それらのできるだけ多くにさまざまな方法で、また同時に働きかけをして初めて非行が改善する、ということが近年の非行研究において明らかになっているのです。

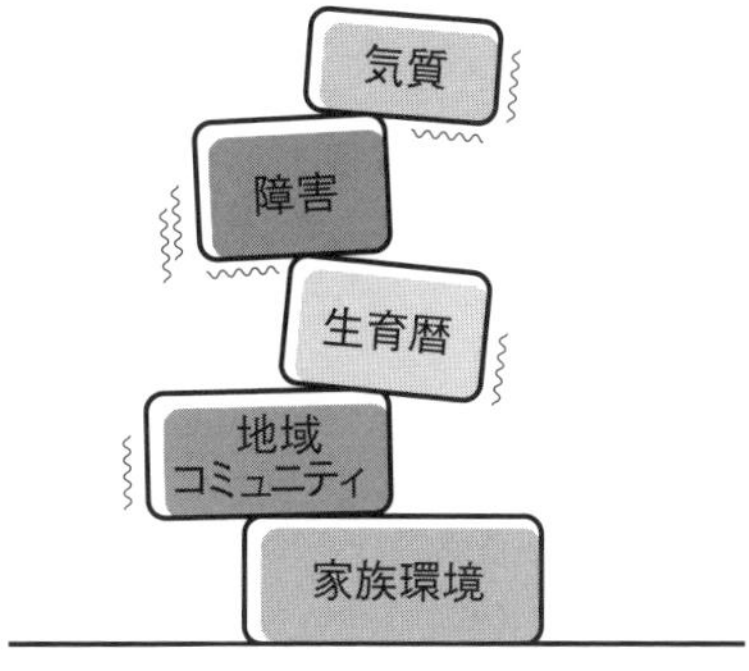

図2－6
いくつも要因が重なって非行を起こす

第3章

見立て

1 素行症・反抗挑発症の診断と見立て

多くの方は、「診断」の章の他に「見立て」の章があることに奇異の念を抱かれるでしょう。一般的には、診断が決まれば、ある程度治療方針が決まるのが普通です。しかし、素行症の診断基準は、その子どもの社会における行動の状態像だけから作られています。ですから、診断をつけただけでは、その子に対してどのような働きかけをしていけばよいかは全くわかりません。同じような反社会的な行動をしていたとしても、その背景となる生育歴や家族歴、発達上の問題などは当然一人ひとり違いますから、診断がついたら同じ治療法が全員に同じ効果をもたらす、とはいかないのです。

他の障害よりもはるかに多様性があるものを、反社会的な行動をしているという一点でまとめてしまっているのが素行症なのです。ですから、診断をつけただけでは治療の上ではほとんど意味がなく、その子がどうしてそのような行動をとるようになったのかを、第2章に取り上げたようなさまざまな要因を念頭に置きながら、見立てていく必要があります。そうして初めて、その子に対してどのように働きかけていくべきかが明らかになっていくのです。この診断と見立ての間の開きの大きさは、素行症独特のものといっていいかもしれません。

なお、以下は現在世界で最も新しい素行症の治療ガイドラインである英国のNICE*[1]ガイドラインにおける素行症の診断手順を参考にしました。

***NICE**：UK National Institute for Health and Clinical Excellence, 2013.

2 見立ての実際の手順

1）診断基準の確認

診断基準のうちどれを、また何項目満たすかをまず調べます。これが重要なのは、反社会的行動の多様性やそのような行動を見せる場面の多様さが、予後を予測する上で最良の指針となるとされているからです。

そのため、さまざまな情報源から情報を得ることが必要になります。最低でも本人、親、学校からの情報が必要です。場面ごとに行動がまるで違う場合があるからです。とくに性的な非行の場合は、情報がなかなか得られないのが普通ですから、地域や関わりを持っている施設からの情報も重要です。また、この際に学校や地域での友人の有無など、それぞれの場でどの程度適応できているのかも確認しておきます。

2）発症（初発非行）時期の確認

初発非行がいつだったのかという情報は、その子の非行が青年期の一過性のものので終わるのか、成人の犯罪へとつながる可能性のあるものなのかを予測する上で、非常に重要な判断材料とされ、DSMでのその境目は10歳に設定されています。

しかし、実際には把握が難しいことも確かです。初発非行の後、警察が関わるようになるまで平均2年から5年が経過しているという報告もあります[2]。そのため、DSM-5では、これまでの児童期発症型、青年期発症型に加え、発症時期不詳（unspecified onset）という区分が用意されました。

3）家族の情報とそこでの本人の状態

家庭での虐待の有無の確認は当然ですが、少なくとも2世代さかのぼっての家族構成とその変遷（非行児の家族歴は極めて複雑であることが少なくありません）の把握がまず必要です。その子を虐待している親がそのまた親から極端な虐待を受けていたという虐待の連鎖が見られることが少なくないからです。また、このような情報を得ておくことが、親との関係構築にも役立ちます。

　また、虐待がない場合も、親子がどのような関係性を持っていたかは知りたいところです。親子間の距離は家族によってさまざまです。親子がともに発達障害を持つ場合など、同居していても非常に希薄な親子関係である場合もありますし、またとくに女子の場合、自分のことを名前で呼ぶような幼さを感じさせる母親は、子どもとまるで友達同士のような関係であることもあります。

　家族関係の精神病理を扱う家族療法*では、このような親子間の境界のあいまいさは望ましくなく、親子間に明確な境界があったほうが家族は安定すると考えられています。親子との3者での面接では、親が子どもにどのような言葉かけをするのかに注意を払うことで、親のしつけのやりかたや技量をある程度推し量ることもできるでしょう。

　また、親の薬物依存、とくにアルコール依存の存在は予後と関連があります。また、親の犯罪歴もできれば確認したいところです。これらの確認には、児童相談所や家庭裁判所など、第三者機関からの情報が必要でしょう。筆者らの研究でも、施設退所後の予後を悪化させる圧倒的に強い因子は、家族の犯罪歴でした[3]。

　親が精神科的な問題を持っていないかどうか、家系に自殺者がいないかの確認も行います。親の仕事の有無や仕事の時間帯を把握することは、子どもの家での

***家族療法**：家族を対象とする心理療法。ミニューチンが提唱した構造的家族療法では、家族の構造、特に家族間の境界を重視する。

生活ぶりを推測する上でも役立ちます。親の近隣との関係や、極端なクレーマーであるといった情報もまた、子どもを理解する上で有用です。

4）地域の情報とそこでの本人の状態

地域性が非行の発生や成り行きに大きな影響を与えることは、1920年代の犯罪社会学研究の黎明期から指摘されています。[4] 公的な文書や記録などからその地域の特性を見いだすのは困難なので、その地域のことを知っている施設や関係機関の職員から情報を得ることが必要になります。

また、よりリアルにその子どもが住んでいる場所、遊び場にしている場所の地域性を感じるためには、家を訪ねてみるのが一番ですが、それがかなわない場合はグーグルのストリートビューを使って、その子の居住地域を探索してみる、という手もあります。

5）学校の情報とそこでの本人の状態、仲間との関係

攻撃的な言動などで学校では周囲の子たちから距離を置かれてしまい、そのためにむしろ他の学校の友達のほうが多い、という子も少なくありません。今時の非行少年は、学校の中で徒党を組むといったことはなかなかできないのです。ま

た、同学年よりも年上の子との交際のほうが多い、ということもよくあります。

その一方で、知的に低い子（境界知能以下）などの場合は、同世代の子との関係がうまく取れず、自分がリーダーあるいはボスとしてふるまうことのできる、かなり年下の子とばかり遊んでいた、という子もいます。とくに思春期では、家族との関係に比べ、仲間との関係がより深くなり、その影響も強くなりますから、どのような仲間と付き合っていて、そこでどのような立場にあったのかを知ることは重要です。

6）併存する精神科的問題の確認

文献的にはほとんどあらゆる障害が併存するといわれており、「むしろ、併存症があるのが通常である」とされています。その内容については第2章でやや詳しく触れましたが、それぞれの併存症の有無と、あるとすればそれがいつ始まったのかを確認することになります。発症時期と生育歴上のイベント、例えば兄弟の出生時期や大切にしてくれた祖父母などの逝去、転居などとの関係を把握しておくことも必要です。

これら併存症の確認は、素行症の取り扱いの過程において、精神医学的なアプローチが功を奏する可能性があるかどうかについて、大きな意味を持っているといえます。

ここ20年ほどの間に、虐待*の問題、ＡＤＨＤ*や自閉スペクトラム症*といった発達障害、子どもの気分障害*の問題が広く取り上げられるところとなり、これらと素行症の関連が認識されるようになったことで、精神医学が非行の問題に関わる間口が大きく広がったのだということができるでしょう。

*虐待：116ページ参照。
*ＡＤＨＤ：58ページ参照。
*自閉スペクトラム症：70ページ参照。
*気分障害：89ページ参照。

7）身体診察

状況によりますが、できるだけ身体所見もとります。身体的虐待によると思われる頭部などの外傷痕をチェックします。とくに男子の場合、親から物で殴られた傷跡が多数みられることが少なくありません。続いてリストカットや火のついたたばこの押し付けによる自傷痕、入れ墨、注射痕、多動傾向があるときに多く見られる交通事故その他によるけがの有無などを確認します。

8）素行症に関連して行う検査

①生理学的検査

素行症の診断に際して、必ず行わなければいけない生理学的検査というものはありません。しかし、併存症の確認や鑑別診断のためには有用です。

❶脳波検査

素行症に特異的な脳波所見はありませんが、非行少年に脳波の異常所見が多いことは以前から知られていました。[5] てんかん*と攻撃性・衝動性との関連は脳波検査が行われるようになる前から指摘されていました。また、徐波（周期の遅い脳波）の混入が多いことも知られており、これは生物学的な神経系の未熟さや脆弱性を示すものとされています。

＊てんかん：脳の神経細胞に突然発生する激しい電気的な興奮により、繰り返しけいれんなどの発作（＝てんかん発作）を特徴とする慢性的な脳の疾患。

❷脳画像検査

ＣＴやＭＲＩなどを用いた脳の画像検査において、素行症の群が、そうでない群に比べ、海馬や扁桃体という部位の体積が小さいことが報告されています。外側視床下部や、眼窩前頭前皮質などの異常も注目されています。[6]

これらが素行症の原因なのか結果なのかはわかっていませんが、不安や怒りなどの負の情動に、これらの部位が関与することが示唆されています。

また、これらを統合して、素行症の行動特性を説明しようとする試みもあります。

ただし現在のところこれらはいずれも研究あるいは仮説レベルのものであり、

診断や治療に直接結びつくものではありません。ＭＲＩを撮ることで素行症を診断するということはできないわけです。

❸神経学的微細所見

素行症では時に極端な不器用さなど、神経系の未熟さや脆弱性を示唆する所見が認められることがあります。ただし、これらは発達障害などにも認められるものであり、素行症特有の所見ではありません。むしろこれらが認められる場合には、発達障害などの併存症の存在を疑ってみるべきサインとなるでしょう。

❹生化学的検査

素行症特有の生化学検査（血液検査など）というものはありませんが、性虐待や性非行が疑われる際には、可能ならば性行為感染症の検査や、女児の場合必要に応じて妊娠検査を行います。

②心理検査

その子どもの特性を把握し、処遇に役立てるため、心理検査を行います。対応の仕方を考える上で、多くの示唆が得られます。心理テストで素行症や反抗挑発症の診断がつくわけではありませんが、非行少年の心理テストの特性については、膨大な文献の蓄積があります。

児童相談所、少年鑑別所などでさまざまな心理テストが活用されていますが、ここでは代表的なものを挙げておきます。

❶WISC（児童用ウェクスラー知能検査）

最も基礎的なデータとして、知能検査は欠かせません。以前から非行と知能との関連は指摘されていました。近年WISCの第4版が登場し、その下位指標などに変更がありましたが、第3版（WISC-Ⅲ）の指標であった動作性IQと言語性IQにおいて、動作性IQ>言語性IQであるときに素行症のリスク要因となることが知られています。[7] また、発達障害を持つ児童の場合、指標間のばらつきが大きくなる傾向にあるため、その点でも参考となります。

❷CBCL（子どもの行動チェックリスト）

広く使われている、全般的な行動評価のためのチェックリストです。親用、教師用、自己報告用のそれぞれのリストがあり、子どもの内向性、外向性、さまざまな行動上の問題を評価できます。ADHDの症状の評価にも使われることがあります。

❸ＳＣＴ（文章完成法）

テスト用紙には「私のお母さんは」「私が好きなのは」といった、文章の冒頭だけがいくつも書き並べてあり、その後の文章を続けて完成させるように求めるテストです。文章を書くことが苦手な子でも、このテストには回答できる、ということは少なくありません。本人の意識の上での自己像、家族像などをとらえるのに有用です。

❹ＨＴＰ（House, Tree, Person）テスト

その名の通り、白紙に「家と木と人物」を描いてもらうテストです。「投影法」と呼ばれるテストなので、質問紙法の心理テストと違い、専門的な解釈が必要となりますが、無意識のレベルを探ることができるのが利点です。その子のパーソナリティや家族との関係など、さまざまな要素が絵に投影されます。

❺ＰＦスタディ（欲求不満場面テスト）

図版に日常でよく経験するような欲求不満場面、つまり先生や親に叱られたり、

友達と争いになったり、といった場面が描かれていて、そこに登場している自分の吹き出しに、その場面での自分のセリフを書き込んでいく、というテストです。そのような際に例えば自分を罰するか、他者を罰するか、それは一般的な傾向と異なるかどうかといった分析をします。非行少年に対してよく行われるテストです。

以上のような一般的な心理テストに加えて、その子の特性や想定される併存症にあわせて、ADHDや自閉スペクトラム症等の診断の補助となるようなテストを実施することがあります。

9）本人への問診

以上のようなチェックの後、問診を行います。本人の現在の食欲や睡眠などの健康状態についての問診から始め、生育歴、家族歴、家での生活ぶり、学校での様子や仲間との関係へと進んでいきます。本人が家族それぞれをどのように評価しているかも重要なポイントになります。親のことを全く悪しざまにいう子もいれば、ひどい虐待を受け続けていたにもかかわらず親を理想化して語る子もいて、処遇が難しいのはむしろ後者です。本人も親も発達障害であると考えられる場合などは、極めて希薄な家族関係が見えてくることもあります。

また、本人が興味を持っていること、得意なこと、自分の長所・短所をどう受け止めているかなどを語ってもらいます。これらの中で、こちらとの距離感や、表情、目を合わせることができるか、声の調子、言葉遣い、礼節が保たれているかどうか、必要以上の体動の有無などから、発達障害その他の精神障害を思わせるサインがないかを確認していきます。

気分の波の存在や幻覚・妄想などの病的な体験の有無、自傷経験や薬物使用の有無、さらに可能なら非行の内容と、それについて現在どう考えているか、これからどうしていきたいと思っているのか、などを聞き取っていきます。

非行について聞き取りが可能な場合は、それを一人でやったのか、仲間と一緒だったのか、仲間の中でどういう立場だったのかを聞きます。また暴力があった場合、暴力を振るったことをどう考えているのかを聞くことも、その子の加害者としての意識を知る上で重要です。このようなことを聞いても、あくまで自分を被害者として語ってしまう子もいるものです。

問診において重要なことは、こちらが必要以上の不安感を抱かないこと、身構えないことです。非行児ですから、当然強がったり、威圧的に振る舞おうとしたり、返事をしてくれなかったり、ということがあり得ます。しかし、こちら側がそれに対して過敏に反応したり、攻撃的に対応したりせず、穏やかに接することで彼らを安心させることができれば、彼らの態度も変わってきます。叱責されたり、自分の存在そのものを否定的に扱われたりすることの多かった子どもたちですから、まずは「この人は自分を攻撃してこない」、それから「自分にきちんと向き合って、興味を持って自分の話にゆっくり耳を傾けてくれる」ことが伝わると、むしろ驚くほどよく話してくれることのほうが多いかもしれません。

彼らの話はにわかには信じがたいほどの悲惨な親子関係や、サバイバルの話が出てきますし、彼らなりの非行の武勇伝が聞かれますが、それらに過度に反応せず、否定せず、その一方で明らかなホラ話や反社会的な話には軽く疑問符を返すことで、むしろちゃんと聞いていることを伝えた方がいいでしょう。彼らが厳しい生育環境を生き抜いてきたことに対して、また、成長途上にある子どもが誰しも持つ成長するパワーに対して、一定の敬意を持って接することができれば、大きな失敗はないと思います。どのような非行少年でも、このような態度を取る大人に対して、むやみに食ってかかってくることはないものです。

10）強みを見つける

診断という過程では、どうしてもネガティブな要素を拾い集めることになりがちですが、忘れてならないのは、本人および家族など周囲の環境の何らかの強み（長所、好ましい点、使える資源）を何とかして見いだすことです。

知的能力、身体能力、性格、趣味など、どんなことでもかまいません。彼らは一見プライドが高く、自分はなんでもできる、といったことを口ではいいがちですが、実際にはほとんどの場合自己評価が低いため、自分では長所だと思っていないところに強みが見いだせることもしばしばあります。またどんなに悲惨な生育環境にあっても、それまでに誰一人としてその子に興味を持って接してくれた人がいなかった、ということはそうあることではありません。本人にとっては必ずしも心地よい存在でなくても彼にきちんと向き合おうとしてくれた人はいたかもしれません。それはたとえ家族にいなくても、近所のおじさん、おばさんがそうかもしれませんし、学校の先生、施設や児童相談所の職員、調査官、警察官であったりします。そう簡単なことではありませんが、意識して彼らの強みや使える資源を見つける努力をします。

以上のような形で子どもの生物学的‐心理的‐社会的な評価（アセスメント）を行った上で、どのように働きかけていくかを、本人に関わっていく人間がみんなで考えていくことになります。もちろん、働きかけの中で子どもは思いがけないほど大きく変化していくものなので、見立てもそれに応じて変わっていきます。

第４章

働きかけの基本

第2章で使った生物－心理－社会モデルは、素行症の子どもたちに対する働きかけのあり方を考える上でも大変有効です。そのため、この章でも、この枠組みに沿った形で考えていきたいと思います。なお、「治療」でも「対応」でもなく、「働きかけ」としたのは、治療という言葉が医療的な意味合いをあまりに強く含むため、医療だけではほとんど意味をなさない素行症に対しては適切でないと考えたためです。また、「対応」という言葉では受動的に過ぎ、多くの場合一時的には本人の意に反してでもより積極的に周囲が関わらなければならない素行症の特質を考えて「働きかけ」としました。

1 基本的な考え方

1）遅すぎる、ということはない

第1章でも触れましたが、児童精神科医の齋藤万比古は、「人格の可塑性が高まる時期が二つある。一つは乳幼児期で、もう一つは思春期だ」と述べています。重症の素行症の子どもたちが児童自立支援施設で大きく成長し、変わっていく姿を目にすると、少なくとも思春期までは人は大きく変わりうるということを実感します。時すでに遅し、ということはありません。とくに、思春期に至って非行に走る子の場合、素行症の診断では青年期発症型に属することになります。

第1章で取り上げたように、モフィット*によれば非行少年の約95％はこの分類に属するのですが、このような子たちの場合、やっている行動がどんなに派手に見えても、その行動が大人まで続くということは少ない、ということをモフィットの研究が教えてくれています。また、これらの子は大人からの働きかけによって大きく変化することが期待できます。

*モフィット：17ページ参照。

2）多くの側面に、同時に働きかける

第2章で見たとおり、素行症に関わる要因は多面的なものです。これらの多くの要因のできるだけ多くの側面を同時並行的に扱うことによって初めて効果が現れる、とされています。単独の介入法では効果が得られない可能性が高いばかりか、場合によっては有害ともなりうる、とされているのです。このことは多くの研究によって繰り返し証明されてきています[1),2)]。

このことからわかるのは、誰かが抱え込んではいけない、ということです。自分こそがこの子を救うのだ、と考えることは有害でさえありえます。これは、家

族だけでなく、医療や心理の専門家でさえ時として陥りがちな罠です。むしろ熱心な人が陥りやすい罠かもしれません。

非行少年の家族に対しては、愛情が不足している、とか、しつけの問題だ、といった非難が集まりがちです。しかし、非行の問題を家族だけでなんとかしようとすることは危険です。むしろ問題の解決を遅らせ、こじらせてしまう可能性があります。結果的に本人をより深く傷つけることになります。発達の問題やその他の精神医学的問題が絡んでいるとすれば、家族の努力だけで打開できるものではありませんし、非行グループとの関係なども、家族がコントロールできる範囲を明らかに超えています。

家族があきらめることなく、できることをきちんとやりながら、関連する社会資源を充分に活用していくことが必要となります。その問題を取り巻く、できるだけ多くの資源を使うことを心がけてください。決して家族だけで抱え込むのではなく、学校、児童相談所、精神科のある病院、警察、場合によっては児童心理治療施設や養護施設、児童自立支援施設、少年院といった施設に協力を仰いでください。このことは、諸外国の非行対応のガイドラインでも必ず触れられている極めて重要なポイントです。

また、学校だけ、病院だけではできることは限られています。病院につないだからひと安心、ではないのです。ただし、地域差はあるものの、これらがネットワークとしてつながる仕組みは、少しずつ整備されてきています。家族と多職種の専門家がチームを組んで取り組んでこそ、問題の改善が望めるのです。

3）生活習慣病としての非行

診療、治療に際しては子どもの全人格、あるいはそれ以上に全生活に働きかけることが必要です。この点では、藤岡淳子が述べるところの、「非行は生活習慣病」という考え方*が参考になります。

こういった働きかけを、医師がすべて担うことは、むしろ不合理です。生活習慣病に対しては最初医療が対応の中心で、そこから拡散しつつある、という流れがあり、それに対して非行については、心理職はともかくとしてむしろ医療は新規参入している、といったところが大きく異なります。ただし、その新規参入組に対し、過度の期待は禁物です。

医療ができることが拡大してきていることは間違いありませんし、そのことで非行少年やその周囲が大きな利益を受けることがあるのは確かです。その一方で、非行を狭い意味での医療の対象と見るのは明らかに間違いです。必要なのは、一番効果的な対応をとるためのバランス感覚です。

＊いわゆる生活習慣病に対しては狭い意味での医療、例えば薬物療法や手術といった方法が限定的な意味しか持たず、それよりも、食事療法や運動といった生活全般の改善のほうがずっと大きな意味を持つ。

4）評価に基づいて介入する

そのためにはまず、一人ひとりのケースにおいて、第2章において掲げたような想定される要因をできる限り詳しく精査することが必要になります。施設に送られてくる入所児童に関する書類でも、非行が始まった後の行動上の問題については詳しく書かれているものの、それ以前の、すなわち幼少期や学童期の記録は不充分なものが少なくありません。施設では、足りない情報については関係する各機関に再度要求していますが、出生時からの生育歴、家族歴がなければ、子どもを理解することはできないからです。

とくに保育園、幼稚園や学校からの情報は、他の児童と比べての客観的な情報が得られるため貴重です。また、病院等にかかったことがあれば、その情報も必ず必要となります。これらの多方面からの情報を集めた上で、反抗や非行と関連するであろうさまざまな要因に、さまざまな面・立場から同時に働きかけることが必要なのです。

5）まず、環境に働きかける

非行が激しければ激しいほど、どうしても、その子自体をどう扱うか、ということに注目が集まりがちです。しかし、その子だけに注目して、その子を変えようとしても、まずうまくいきません。むしろ、子どもを取り巻く環境を変えようと考えるほうが、近道であり、王道です。この考え方を環境療法といいます。ここでいう「環境」は生活といい換えてもいいでしょう。

とくに最大の環境といえる家族に働きかけることが重要です。家族の子どもに対する見方、考え方を変えることは簡単ではありませんが、非行の治療プログラムで有効とされているものは、その多くが親に対する働きかけのプログラム（ペアレントトレーニングなど*）を使っています。

どうしてもそれができないとき、つまり親が変われないときや、そもそも養育者としての機能に不調をきたしている場合は、施設を使って一時的に親子間の距離を取り、お互いにクールダウンさせることが有効なことがあります。せいぜい数週間といった期間であっても、子どもも大人も大きく変わり得るのです。

6）「何をするか」よりも、「どこで、だれが」やるか

わが国で初めて刊行された素行症に対するガイドライン「素行障害―診断と治療のガイドライン」において、斎藤らは、「臨床家が最も気をつけなくてはならないことは、どの治療技法を選択すべきかではなく、どのような治療構造のもと

＊ペアレントトレーニング：187ページ参照。

で治療を行っていくべきかを決定することである」と述べています。

ここでいう治療構造としては医療による介入、福祉による介入、司法による介入と分けることもできますが、例えば、医療機関での治療であれば、本人の意志をより尊重した外来なのか、より強制的な介入が可能となる入院なのか。福祉領域では児童相談所による通所相談なのか、児童心理治療施設*や児童自立支援施設*への入所か、司法領域では保護観察なのか少年院への入所なのかによってそれぞれ治療構造が異なり、どの治療構造のもとで治療を行っていくべきかが重要であるとしています。

例えば、衝動性の強い事例を医療という保護的な面が強い環境に置くことでむしろ行動化を強める可能性もある（例えば境界性パーソナリティ障害の逸脱行動など）ことが知られており（奥村、野村、２００６[3]）、選択の重要性がわかります。

7）医療に何ができるか

まず、実は素行症そのものに対して医療ができることは決して多くない、ということを知っておいていただきたいと思います。そもそも、素行症に対しては、確立された精神医学的治療法は存在していません。例えば、素行症そのものに効果があると認められている薬、というのは今のところ存在しないのです。また、

＊児童心理治療施設：心理的問題を抱え、さまざまな日常生活に支障をきたしている子どもたちに対し、医療的な観点にもとづき、生活支援を基盤にした心理治療を中心に、学校教育と連携して総合的な治療・支援を行う児童福祉施設。近年、情緒障害児短期治療施設から名称が変更された。

＊児童自立支援施設：２０３ページ参照。

素行症の単一の生物学的な原因が発見されるなどということは今後とも決してないでしょう。後に示す非行介入・予防プログラムにおいても、医療が担うことができる部分は決して大きなものではありません。

しかし、施設でうまくいかない子どもに対して、施設は精神病院に入れればなんとかなるのではないかと考え、逆に精神医療側では、こういう子は施設でなんとかしてくれるのではないかと考えるという、おかしな現象がしばしば起こります。お互いに相手に対して幻想を抱いているとしかいえない状況があります。

一方、医療が役に立てる部分も確かにあります。そして、その領域は徐々にですが、拡大しつつあります。まずは、素行症が2章で取り上げたような併存症を持っている場合です。この場合は、併存している障害によっては、投薬が目ざましい効果を発揮する場合があります。また、もうひとつが、愛着や虐待、心的外傷（トラウマ）が非行に関わる場合です。この分野は精神医学の中でも発展途上ですが、徐々にその治療法が確立されつつあります。

2 生物学的な面への働きかけ——薬物療法

精神科の薬というと、なんとなく怖いイメージを持っている人は多いでしょう。では、何のために薬物を使うのでしょうか。

1）併存症への薬物療法

①併存症の改善のため

薬が有効であることが認められている併存症がある場合、それに対する薬物療法、例えばＡＤＨＤに対してのメチルフェニデート（コンサータ）*やアトモキセチン（ストラテラ）*、うつ病に対する抗うつ薬、統合失調症に対する抗精神病薬の使用により、併存症の症状を改善することで精神状態全体を改善し、結果的に素行症や反抗挑発症の行動全般を改善できる場合があります。

また、第1章でも触れたとおり、素行症では脳波異常が認められる場合が少なくないとされています。もうろう状態、精神運動発作、周期性不機嫌や、理解困難な「キレやすさ」を示す児童に、てんかん発作は認めないもののてんかん性の

＊メチルフェニデート：69ページ参照。
＊アトモキセチン：69ページ参照。

脳波異常を認める場合があるとされます。[4] これらに対してカルバマゼピン（テグレトール）などの抗てんかん薬が奏功する場合があることが知られています。また、ＡＤＨＤの一部に脳波異常を伴う例があり、脳波の改善で衝動行為も改善される例が報告されています。これらの基礎には、なんらかの脳の異常があると想定されてはいますが、脳画像検査（ＭＲＩ、ＣＴ等）などでは異常を認めないことも少なくありません。

②成功体験を積ませるため

服薬の効用をもう一つ、異なる視点から挙げるとすれば、「彼らに成功体験を積ませるため」です。例えば、ＡＤＨＤに対するコンサータの服薬は、不注意・多動性・衝動性を改善させますが、ＡＤＨＤを根治させるわけではありません。ですが、服薬によって成功体験を積みやすくすることはできます。薬が効いている間に、学習に集中できたり、他の子とトラブルを起こさずにすんだり、これまでできなかった作業をやることができたりします。

このような成功体験は、薬の効果が切れた後も、彼らに経験として残ります。このことが、彼らの傷ついた自尊心を回復させ、それが成長につながるのです。これは、ただ単に症状を軽減させるだけではない、重要な意味を持ちます。児童自立支援施設でも、施設にいる間だけコンサータなどを使い、退所時点までに止めてしまう、というやり方を取ることがあります。退所後も服薬を続けることが望めない場合でも、施設内で成功体験をできるだけ多く積んでもらい、自己評価を高めることに意味があると考えているからです。向精神薬を使うことを感情的に嫌がるのではなく、ぜひ、この点を考えていただきたいと思います。

2）素行症そのものへの薬物療法

では、素行症そのものに効く薬、というのがあるのでしょうか。これまで述べてきたように、素行症が均質な一群とは考えられない以上、素行症全般に対する特効薬、というものは将来も現れそうにはありません。それでは、併存症のない素行症には有効な薬はないのでしょうか。この点について、複数の論文が抗精神病薬であるリスペリドン（リスパダール）の少量の使用による問題行動と攻撃性の減少を認めています。ただし、まだその科学的な証拠は十分ではありません。また、英国のNICE*ガイドラインは、素行症に対する薬物療法にはまだ十分な科学的根拠がないとしながらも、激しい攻撃的行動に対して心理的・社会的な働きかけが功を奏さない場合に、短期間に限って少量のリスペリドンを使用することは適切であると認めています。[5] ただし、十分な根拠なしに素行の問題に対して向

＊NICE：149ページ参照。

精神薬が使われすぎているという指摘が欧米の論文で繰り返しなされていることも確かです。

しかし、もっと均質な障害を前提とした薬物の有効性の判定手法を素行症に対して同様に適用すること自体に意味があるのか、という疑問もあります。同じ素行症と診断された子でも、ある子には有効で、他の子には無効な薬があるのはむしろ当然です。例えば、素行症診断基準（14ページ表1－1）の「該当すれば特定せよ」のいずれかの基準を満たす子それぞれに対して効果的な薬はあるのか、といったより詳細な効果研究が今後求められます。

3）薬物療法の役割を過大視しないこと

一方、一般の方に薬物療法に対する過剰な期待があるのも事実です。それにある意味応える形で、医師がかなりの量の服薬をさせているケースは少なくありません。併存症のない素行症に対する薬物療法はあくまで一時的な対症療法に過ぎないと考えるべきです。

攻撃的・衝動的な子どもに対して、向精神薬が効いたように見えても、徐々に増量せざるを得なくなり、ついには軽い傾眠傾向にありながら、それでも暴力をふるってしまう、というケースも見られます。

また逆に、極端な暴力性があるとして大量の服薬をしていた子どもが、児童自立支援施設のような適切な枠のある生活環境に置かれることで、1〜2カ月ほどで断薬に至ることも決して珍しくありません。

4）薬物療法の持つ落とし穴

以上のとおり、素行症、とくに併存症を持つ素行症の場合、薬物療法を行うことの意味は小さくありません。しかし、ここには2つの落とし穴が潜んでいます。

①家族、あるいは本人の拒否

この節の冒頭にも書いたとおり、精神科の薬に対する抵抗感は当然のことだと思います。本人あるいはご家族に服薬を勧めると、「精神病扱いするのか？」と医師に怒りが向けられることはしばしばあります。また、とくに本人の自己評価が低い場合、他者からどう見られるかを気にして拒否することも少なくありません。

この場合は、診断そのものにこだわるよりも、現在本人が困っている症状などに目を向けてもらい、それを改善するために薬が有効であることを丁寧に説明することが得策だといえます。本人と家族が困っていることは共通の場合も多いので、医師がそれを適切に把握した上で投薬を考えていることが伝われば、同意を得られやすくなります。予想される副反応（副作用）等についても十分説明しておくことで、服薬が維持されやすくなります。

ご家族、あるいは施設の職員の方は、ぜひ、薬物療法の持つ意味を十分ご理解の上、本人への促しをしていただきたいと思います。医師だけでは説得しきれない場合でも、ご家族や本人が信頼している職員の促しによって、本人がその気になる例は少なくありません。一度服薬が開始できれば、本人自身がその効果を実感し、嫌がらなくなることが多いものです。

②薬物療法の開始によって問題が解決したと考えてしまう

服薬によって行動が大きく改善することは少なくありません。これは第2章のＡＤＨＤ*やうつ病*、統合失調病*の事例を見ていただくとわかるとおりです。劇的と言っていいほどの変化を見せることもあるのです。しかしそれだけに、これで問題が解決したと考えてしまう場合があります。これは大きな間違いです。

素行症は生物－心理－社会的な存在だと考えられます。薬物療法という、生物学的な面だけへの働きかけで素行の問題が解決してしまうことはあり得ません。たとえ、生物学的な問題が大きな部分を占めていたとしても、決してそれだけで

＊ＡＤＨＤ：症例1、63ページ参照。
＊うつ病：症例3、91ページ参照。
＊統合失調症：症例6、7、111、113ページ参照。

素行の問題が生じているわけではないのです。ＡＤＨＤやうつ、統合失調症の人のほとんどが非行・犯罪を起こさないことを考えればこれは当然のことで、そのような生物学的要因の上に、何らかの心理的、社会的要因が積み重なって初めて非行に至るのです。むしろ、併存症に対する投薬治療の開始は、非行の改善へ向けたスタートラインにつかせるためのものだと考えるべきでしょう。

ですから、薬物療法によって大きな改善が見られたとしても、心理的、社会的な面に手を入れることを怠ってはならないのです。

3　心理的な面への働きかけと社会的な面への働きかけ

心理的な面への働きかけというとカウンセリングあるいは精神分析を思い浮かべる方が多いと思います。しかし残念ながら、反抗挑発症や素行症に対し、カウンセリングや精神分析単独で有効性が証明されているものはほとんどありません。そもそも、家族や公的機関などによる強制力の介入なしにカウンセリングに素直に応じる子達ではないのです。

ですから、反抗挑発症、素行症に対する心理的な働きかけというのは、現実的には常に社会的働きかけと一体となって行われることになります。非行少年の施設では心理士が活躍しますが、これも施設での生活と一体になって初めて有効なものです。

ここでは社会内（＝施設内ではなく）で行われる働きかけの一例として、多くの研究で有効性が認められているマルチシステミック療法（Multisystemic Treatment, MST）を紹介します。

マルチシステミック療法は、ヘンゲラー*らが開発した家族システムを基盤とした治療法ですが、家族を少年を取り巻くさまざまなシステム、つまり地域、学校、友達などのシステムの一つとして捉えます（図4-1）。子どもの反社会的行動は、彼ら自身の特性と、彼らが相互に影響しあうシステムの特性に直接、あるいは間接的につながっていると考えます。そのシステム内、あるいはシステム間の調整を行うことが治療の主眼です。

家族内であれば家族療法のさまざまな技法を使うことで家族間のコミュニケーションを促進し、またメンバー間の交流の仕方を変えていきます。問題解決スキルトレーニング、ペアレントトレーニング、家族あるいは少年個人への精神療法も行われます。また、状況により、夫婦の問題や失業、学業上の問題も扱います。学校での行動上の問題や、友達関係も扱います。これらの治療技法のパッケージ

***ヘンゲラー**：米国サウスカロライナ医科大学教授。青少年の暴力、破壊、非行、犯罪行動に対する心理学的介入するシステムを開発した。

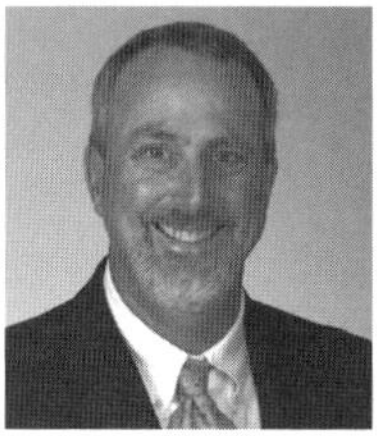

図４－１　子どもの反社会的行動の相関

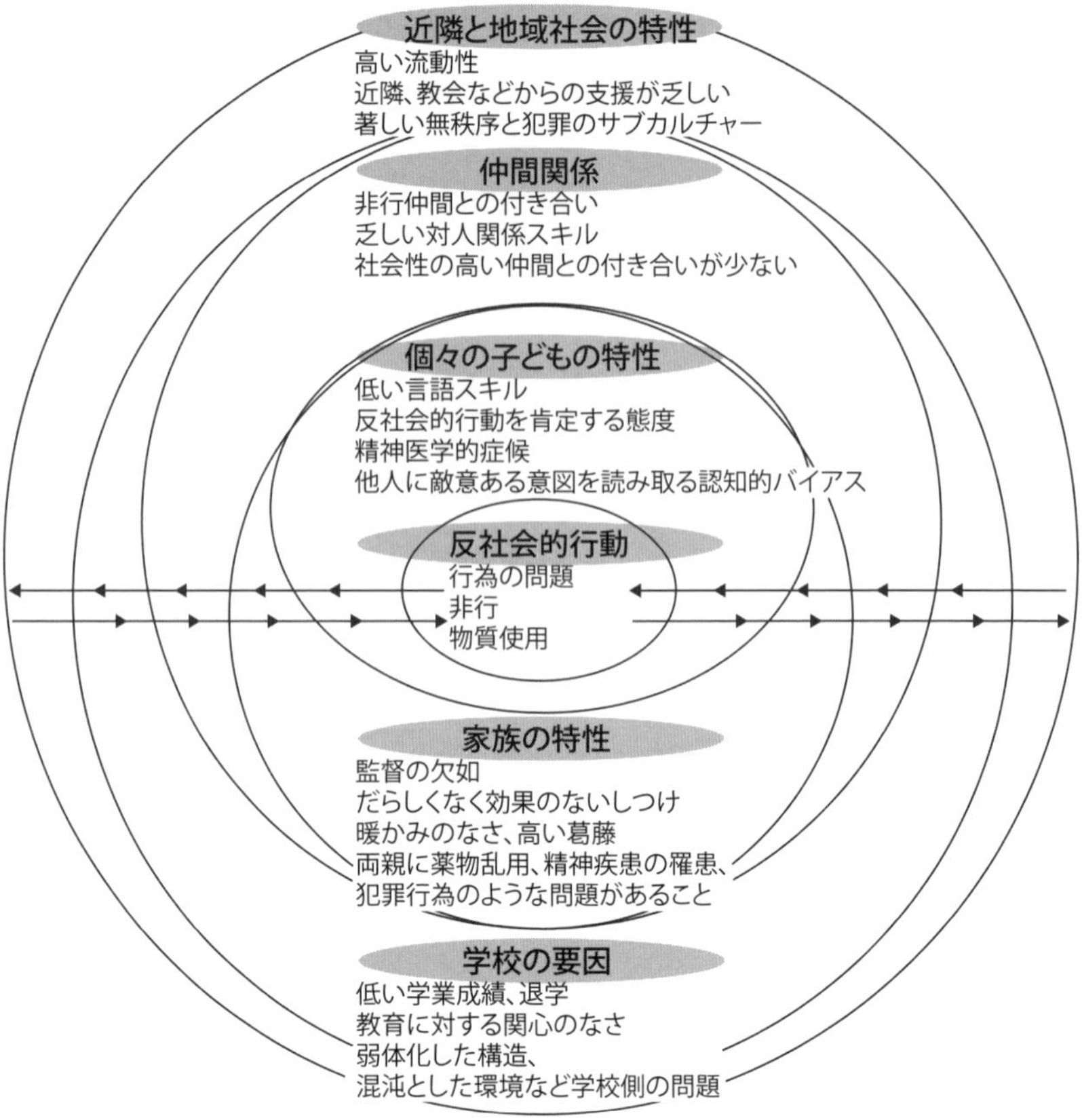

Henggeler,S.W.,Schoenwald,S.K.et.al.(1998) 吉川和男（訳）児童・青年の反社会的行動に対するマルチシステミックセラピー（MST), 星和書店 2008

がマルチシステミック療法なのですが、どうすれば社会内でこれだけのことが可能なのかというと、次のようなきわめて濃密な働きかけに支えられているのです。

◆マルチシステミック療法の特徴

・受け持ちの数は常勤のセラピスト1人につき3～6家族。
・治療期間はおおむね3～5カ月。
・セラピストは3～4人でチームを作る。
・1日24時間、週7日、セラピストが対応可能。
・治療の日程は夕方、週末など家族の都合に合わせる。
・セラピストは毎日、家族と直接接触するか、電話で連絡を取る。

ここまでしなくてはいけないのか、あるいはとんでもなくコストがかかるなと思われる方が多いでしょう。しかし、施設に入れるよりもはるかにローコストなのだとヘンゲラーは主張しています。[6]

しかし残念ながら日本ではこの治療法を実際に行っているところはないようです。ただ、ふた昔ほど前までの児童相談所の力のあるケースワーカーの中には、「自分はこれと同じことをやっている」といっている方がいました。

その市の非行少年なら誰もがそのケースワーカーを知っていて一目置いており、もちろん家族、学校、地域、施設とのつながりも深く、何事かあれば夜間でもすぐに家や地域、学校に飛んでいき、そのネットワークを生かして問題解決を図ることができる非行対応のエキスパートが児童相談所にいたものです。

マルチシステミック療法との違いは、ケースワーカーが何十人もの非行少年を同時に担当していたこと、その代わりその子やその家族などと何年にもわたって付き合っていたことです。しかし、人事異動が多くなったことや、虐待対応に大きくパワーを割かれるようになったことも影響してか、これほどのプロ中のプロは現在、一部の例外を除いていなくなってしまいました。

しかし、現在も多くの児童相談所ではケースワーカーと心理療法士がタッグを組んで、次項で説明するペアレントトレーニング*やコモンセンスペアレンティング、さらにセカンドステップ*など、非行少年とその家族、学校などにおいて心理面、社会面に統合的に働きかける試みを行っています。

＊ペアレントトレーニング：１８７ページ参照。

＊セカンドステップ：１９８０年代に米国で作成された子ども向けの教育プログラム。「子どもを加害者にしない」ことを目的に、怒りのコントロールや、コミュニケーション能力などを養う問題解決型のレッスンからなる。日本でも学校、保育園、施設、児童相談所などでの採用例がある。連絡先はＮＰＯ法人日本こどものための委員会。

4　家族ができること・施設の職員ができること

では、家族、あるいは施設の職員などが素行症や反抗挑発症の子どものためにできる心理・社会的な働きかけにはどのようなものがあるでしょうか。以下はいずれもこれまで述べてきた原則にのっとったものであり、先に挙げたＮＩＣＥガイドラインや、素行症や反抗挑発症に有効とされる治療プログラムを参考にまとめました。

1）抱え込まないこと

抱え込まないことの重要性はこれまで述べてきたとおりですが、親自身がサポートを求めるのが上手でない人が多いように思われます。以下で取り上げているとおり、非行に関するサポートは、求めさえすれば少なくないことを忘れないで下さい。

2）接する時間を増やすこと

親であれ、施設の職員であれ、まずその子のためだけの時間を、週に1回5分でもいいから作ってみてください。なぜ5分なのか、というと施設の複数の子どもから、「5分でいいから寮長先生に自分のためだけに時間をとってほしい」という声を聞くからです。また、PCIT*という治療プログラムで親への宿題として出されるのが、家での毎日5分間の親子交流である、ということにもよります。比較的幼い子や反抗挑発症の向けのプログラムでは、子どもと一緒に遊ぶこと、あるいは本を読み聞かせたり、一緒に読むことが有効であることが示されてもいます。[7)]

もちろん、小学校の高学年くらいになれば、子どもの話を聞く、ということが主体になってくるでしょう。この時注意したいのは、子どもの話に対して、アドバイスや解釈をできるだけしないということです。彼らはほとんどの場合、彼らなりの答えを既に持っています。アドバイスなどが少しでも的はずれだと彼らが感じると、話をしても「自分のことをわかっていない」「話をちゃんと聞いてくれない」と思わせてしまいます。相槌を打ちながら、とにかく聞く、という姿勢が安全で効果的なのです。長い時間をかけて話を聞いているにも関わらず、子ど

＊PCIT（Parent-Child Interaction Therapy、親子相互交流療法）：子どものこころや行動の問題や育児に悩む親（養育者）に対し、親子の相互交流を深め、その質を高めることによって回復に向かうよう働きかける行動学に基づいた心理療法。米国でアイバーグ教授によって考案・開発された。

もが「ちっとも自分の話を聞いてくれない」とこぼす場合、ここで失敗していることが多いものです。

ただし、自己否定的なことや、反社会的なことをいってきた場合、それをただ聞くだけでは肯定したことになってしまいます。そのようなときは、「その時はそう思ったんだね」とか、「私はこう思うよ」と返すべきです。

3）体罰をふるわないこと

どうしてもいうことをきかない子に対して、親がやむにやまれず体罰をふるってしまった、というケースはしばしば目にします。しかし、体罰で非行を止めることは決してできません。もし、いったんは止めることができたとしても、その行為自体が、子どもに「問題を解決するために暴力を使ってもいいのだ」という誤ったメッセージを伝えることになってしまいます。

長い目で見れば、一時的に非行が止まることのメリットよりも、そのような誤ったメッセージが伝わるデメリットの方がはるかに大きいことは明らかです。しかも、いつかかならず、子どもの体力や腕力が親のそれを凌ぐときがやってきます。しかも、その時は思ったよりも早くやってくるのです。

それ以前に、刃物などを持ち出されれば、親の体格が多少勝っていても子どもを力でコントロールすることはできなくなります。そうなってからなすすべをなくしてしまった親を何度も見てきました。そうなってしまうと、施設などの力を借りるほかなくなります。絶対に体罰で子どもの非行を止めようとしないでください。

4）絶対に暴力を受容しないこと

親の中には、いつか気づいてくれる、と子どもの暴力を受容しようとする人がいます。とくに自らが暴力の対象になっている場合、ほかの人に暴力をふるうぐらいならと、甘んじて受けようとする親もいます。

しかし、これは極めて危険で、何の効果もありません。子どもにとっても、親にとっても最悪の結果をもたらします。子どもの暴力を受容してはいけません。暴力は他者をコントロールする上である意味最も簡単で、かつ最も効果的な方法であり、一度それが成功すると、あとはどんどんエスカレートしていくものです。暴力を許容することで暴力が収まることは絶対にあり得ません（小西、２００１[8]）。彼らはむしろ余計に混乱し、自分をコントロールできなくなります。

もちろん、なぜ、そのような行動を取るのか、その気持ちを受け止めて、理解しようとすることは必要です。しかし、行動そのものを許容してはいけません。

ダメなことはダメ、とくに暴力は相手が誰であっても、どんな理由があっても絶対にダメ、という姿勢を貫くことが不可欠なのです。そのためにも、親が暴力をふるってはいけません。

5）基本的な対応のスキルを身につけること

欧米では、反社会的な行動や非行などの問題行動の防止を1つの目的とした、家庭や親への早期訓練プログラムの研究が数多く行われています。その対象となる家庭の子どもは新生児から中学生くらいまでとさまざまですが、研究手法が整っている研究の多くで、訓練プログラムの有効性が認められています。[9]

その訓練プログラムのほとんどが、子どもが適切な行動をとれるようにするために、親が子育てにおいて一貫性をもってアメとムチ（あくまで比喩的な意味ですが）を使うようにするというものです。この手法は日本でもペアレントトレーニング、あるいはコモンセンスペアレンティングといった呼び方で紹介され、児童相談所でも親のグループに対して実施しているところがあります。[10] ここでは、その骨子を表4－1で紹介します。

親子関係や子どもと職員の関係が混乱に陥っていると一見自明に思えるこれらの線引きを親や職員が決めること自体が難しくなってしまっていることもありま

して欲しい行動〈増やしたい行動〉	して欲しくない行動〈減らしたい行動〉	許しがたい行動〈すぐ止めるべき行動〉
ほめる よい注目を与える すぐ、具体的に ときにはごほうび（トークン）で強化	**無視** 余計な注目をしない 冷静に、中立的に（拒絶ではない） 必ずほめることと併用	**リミットセッティング** 警告→タイムアウト きっぱりと、一環して 身体的罰は与えない 終了したら水に流す

＊これらは、子どもに自分の行動がよくないことを気づかせ、正しい行動が何かを具体的に身につけさせるための方法

表4－1 訓練プログラムの骨子

（岩坂英巳［編著］ADHDの子どもたち［2014］子どものこころの発達を知るシリーズ04、p91一部改変）[11]

す。つまり、見逃していいことと、断固たる態度をとるべきことの区別がつかなくなり、すべてに小言をいい、必要以上に厳しい制限をかけようとしたりする一方、譲るべきでないところであきらめて放置してしまったり、といった状態に陥ってしまうことがあります。この場合は、医師や第三者の手助けが必要です。

単純なようですが、正しいしつけというのはこうしたものでしょう。素行症は全人的なものであり、特殊なプログラムよりも常識的な子育てこそが有効なのです。これをブレなく、一貫して継続的にやり続けることが子どもの反社会的行動や非行といった問題行動の防止に有効であることが、世界中で繰り返し証明されています。

6）障害や虐待経験があることを、暴力などの「許しがたいこと」の免罪符にさせないこと

ここでいう「許しがたいこと」には、暴力や故意に物を壊すといった、人間としてやってはいけないことを含みます。このような行動を、障害があるとか、被虐待経験があるからといった理由で許す、ということは、むしろ彼らの人間としての尊厳を傷つけることだと思います。人間としてやってはいけないことは、障害があろうが、被虐待経験があろうがやってはいけない、という態度をとること

が最も現実的です。

7）親・職員の精神的健康を保つこと

子どもの対応に疲弊してしまい、うつ状態に陥っている家族もあります。家族が治療やカウンセリングを受けることが必要な場合があります。子どもが不安定だからこそ、家族が安定していることが極めて重要なのです。あなた自身のための時間を作ることを心がけてください。

8）あきらめないこと

非行に至る子どもは、エネルギーを持った子でもあります。非行少年の施設に勤めていて感じるのは、彼らの成長するパワーです。適切な環境、適切な対応の下での彼らの成長にはしばしば目を見張ります。

その市の警察官なら誰でもその名を知っているような非行少年が、半年、1年のタイムスパンで見違えるほどの成長を遂げる例は珍しくありません。国立の施設に来るような最重度の非行少年でさえそうなのですから、今現在の子どもの行動がどんなに激しくても、それがその子の改善をあきらめる理由にはなりません。あきらめないでください。

9）避難するか、警察を呼ぶか

警察は、以前に比べると家族内や施設内の問題に介入してくれるようになっています。とくに暴力が伴う場合は、積極的に動いてくれるようになりました。近年は驚くほど親切に接してくれることもあります。どんな非行少年も警察官には一目置いています。とくに暴力がある場合は積極的に避難するか、あるいは警察を呼ぶことでお互いの傷つきを防ぐことは重要です。警察を呼ぶことでその後の関係が悪化することを恐れる向きもありますが、お互いにクールダウンすることで、もう一度話し合って関係を結び直す機会をつくるためにこそ必要な手段だと考えられます。

10）施設を使うことが本人のためであり、家族のためにもなる可能性がある

施設に入ること＝その子の人生をあきらめることでは決してありません。子ども自身も、また家族も施設入所で「（人生、あるいは大切な思春期が）終わった」と感じてしまうことがあります。実際かなりの施設入所児童がそう発言します。しかし、実際には施設入所は「やり直す」ための始まりなのです。

施設の入所を勧めることは「非常識」とのそしりを受けるかもしれません。も

しかしたら、このような選択肢を堂々と示す初めての本なのかもしれません。もちろん、施設を使うことなく、非行を止めることができたほうがいいに決まっています。

しかし、本当に止まらなくなった非行を、家族や、学校、近隣の力だけで改善することは難しい場合もあります。止めようとしている家族やその周囲と子どもとの関係そのものが悪化していることが多く、その中での働きかけが功を奏さなくなってしまっているケースがあるからです。このような場合、子どもと周囲がいったん距離を置くことが問題の解決のために極めて重要で不可欠である場合も少なくないのです。

なお、止むを得ずこのような選択肢を取る場合、子どもの「見捨てられた」という思いをできるだけ小さくすることが重要です。

ですから、施設に送り出す時、あなたを見捨てるわけではない、ということをきちんと伝えてください。施設で成長して帰ってくるのを心から待っている、と伝えてください。そのメッセージが、子どもが施設に行ってからがんばるための大きな力となります。

施設の中でトラブルを起こして自暴自棄になりかけた時、子どもが真っ先に思い起こして心の支えにするのはそういうメッセージなのです。

逆に、入所の際に家族がとってしまう最悪の方法は、嘘をついてしまうことです。保護者の覚悟が充分でない場合、「お父さん、お母さんは施設に入れたくなかったんだけど、児童相談所が（あるいは家庭裁判所が）強引に施設に入れたんだ」といってしまう人がいます。これは結果的にうまく行きません。

児童相談所や家庭裁判所、あるいは子どもを受け入れた施設に対して本人の誤った攻撃性が向き、せっかくの施設生活が最初からつまずく原因となりやすいこと、そしてさらにまずいのは、いつか嘘がバレた時の親子間の関係修復が非常に難しくなるからです。ご両親に子どもに正直に接し真実を伝える勇気を持ってもらうことが結果的には最善の方法です。

また、今でも非行少年の施設内では体罰や暴力が横行しているという偏見がありますが、今の日本の非行少年の施設では、極めて例外的な場合を除き、まず職員からの体罰などの問題はないと断言しても間違いはありません。子ども同士の暴力も、ゼロではないにせよ、想像されるより遥かに少ないものです。

「施設の強固で明確かつ一貫性のある限界設定は、ある意味良い抱え環境（holding environment）であり、治療的である。過去にさまざまな行動化のあった少年でも、矯正施設内では大きな逸脱なく比較的安定して過ごせることの方が多い」という吉永（２００７）の言葉通りです。[12] 入所前よりもずっと安心、安全な生活を送ることができます。そして、半年たてば、親子ともに必ず成長を実感すると思います。退所の時点で、子ども自身が、そして親が「ここに来てよかった」と本心で言ってくれることはほぼ約束できます。

5 地域にある資源

1）学校にできること

学校で、非行少年が徒党を組んで行動する光景は以前に比べると見られなくなってきています。非行少年は学校ですごく浮いている、ということがむしろ多いのではないでしょうか。結果的に、非行少年の友達は校内にはあまりおらず、他の学校の子とつるんでいる（つるまざるをえない）状況です。また、一人ひとりの非行少年に学校の先生が丁寧に向き合ってくれることが以前より増えたと感じます。さらに、近年手厚くなっている通級指導教室、特別支援学級、および特別支援学校は、対象となる児童に、「いてもいい場所」「自分の存在が認められる場所」として居場所を作る意味で、重要です。

その一方、成績が良いとむしろその子の特性や、さまざまな行動上の問題が見逃されることもあります。これは学校ならではの盲点とも言えるでしょう。ただ、これらの例外を除けば、学校という場は、親の気付かないその子の特性や問題を発見してくれる場所でもあります。

もちろん、どの先生も親身になってくれるとは限らず、個人差は大きいのが現実です。その時は、学年主任の先生、生徒指導の先生、あるいは教頭先生を頼ってみてください。こういった先生方は、非行や反抗といった問題に遭遇した経験が豊富で、現実的な解決策を提示してくれるはずです。

私から学校の先生方にお伝えしたいことがあります。生徒指導の中で無力感に襲われることもままあると思います。以前と比べて教師と生徒との関係、教師と親との関係は大きく変化しています。

また教育体制そのものも大きく変わっています。たとえば発達障害を持つ子どもにとって、現在の個性重視、自発性重視の教育は必ずしも望ましいとはいえないという指摘もあります。

しかし、その時にすぐに行動が改まらないとしても、真剣に向き合ってくれた先生のことを子どもは忘れないものです。施設で子どもの話を聞いていると、学校の先生の名前がよく出てきます。しかも「あの先生だけは僕の話を聞いてくれた」など感謝の念と共に語られるのです。子どもたちにとって、学校が家庭と並んで大きな社会的存在であることがわかります。バーンアウトせず子どもに真摯なメッセージを送り続けてくださるよう、お願いします。

向社会的な活動、つまり社会から価値を認められるような活動をすることの非行抑制への有効性は、欧米のいくつもの論文で広く認められています。日本での学校や地域でのクラブ活動は、まさにこれにあたります。建設的な活動をすることによって非行行動につながる行動を取る時間（例えば、街を用もなくぶらついたりするといった）が減少することや、そのような活動による達成感や自尊心の向上が、結果的に犯罪を犯す率を大きく低下させることがわかっています（Stattin, Magnusson, 1995）[13]。地域の学童保育もまた、同じような意味を持つかもしれません。ただ、日本の場合これらがほとんど学校の先生や有志の方たちのボランティアによって支えられているという現実があります。非行予防という観点からも、クラブ活動を支えている方への実質的なサポートが求められます。

2）児童相談所

児童相談所は児童福祉の専門機関です。すべての都道府県および政令指定都市に最低1つ以上設置されています。*

養育困難・虐待・非行などの相談、家庭についての必要な調査と医学・心理

*近年ではその他の福祉関係機関と統合されて、子ども家庭総合センター、児童相談センター、こども・女性・障害者支援センターなどの名称で呼ばれている場合もある。

学・教育学・社会学的及び精神保健上の判定、児童の一時保護、児童福祉施設との調整など業務の内容は多岐にわたります。子どもの福祉のためのワンストップセンターといっていいでしょう。

職員のなかには医師や児童福祉司も含まれ、子どもの行動上の問題についてのプロ集団ということができます。非行に関して、アドバイスや、具体的な支援が必要なとき、学校に次いでまず訪ねるべきはここです。子どもが同行しなくても、親だけで相談を受けることもできます。

とくに、子どもが小学校低学年など小さいうちに非行が始まった場合、「まだ小さいのだから」と軽視されてしまうことも多いかもしれませんが、むしろ、中学生以上になってからの非行よりも継続してしまう可能性があるのは、これまで見てきたとおりです。早めに児童相談所に相談されることをお勧めします。早い段階ほど手も打ちやすく、その効果も表れやすいものです。

わかっておいていただきたいのは、児童相談所は、子どもを守るための援助を行う機関であり、決して処罰したりする機関ではない、ということです。

3）病院

ひと昔前に比べれば児童精神科のある病院も増えてきています。ただし、需要からするとまだまだ少なく、長期の予約待ちが必要なところもあります。

おすすめなのは児童相談所に相談した上で、児童精神科につないでもらうことです。児童精神科のある病院やクリニックはいずれも児童相談所と緊密な連携をとっていますから、必要に応じて、できるだけ迅速に、適切な対応をとってくれるはずです。

ただし、繰り返しになりますが、くれぐれも注意していただきたいのは、医療につないだことで安心してしまわないことです。素行症や反抗挑発症の問題が医療だけで解決することは決してありません。たとえ併存症のある非行であっても、医療につなぐことは、ケアの始まりにすぎないのだということを決して忘れないでください。

とくに入院治療となった場合、入院することで関係者全員がいったんほっとすることは確かです。しかし、いずれ子どもが戻っていく環境が変わらないままでは、問題を先送りしたに過ぎない、ということになりかねません。迎え入れる環境をどう変えて行くかを周りの大人達が考える時間が入院によって得られた、と考えるべきでしょう。

4）警察

深夜に街中でたむろして飲酒や喫煙している子どもたちを、警察では「不良行為少年」と呼んで非行少年と区別しています。警察官が彼らに話しかけて帰宅を促したり、注意をしたりすることが、少年の非行・犯罪の予防につながっていることを疑う人はいないでしょう。

図４－２をみてください。犯罪白書で示されている少年の刑法犯の検挙人員（触法少年の補導人員を含む）は平成26年で７万９４９９人（戦後最小）ですが、警察が街頭で補導している不良行為少年の数は平成26年では73万人にのぼります。ただし、10年前、平成16年では前者は約19万３０００人、後者は約１４２万人だったことに注意が必要です。非行少年は激減しているのです。[14]

さらに、２０１４年に少年院に入所した少年は２８７２人にすぎません。これは少年人口全体の０・０１％です。また、２０１５年３月に児童自立支援施設に在籍している児童は１６９７人です。*

つまり、ごく一部の非行少年だけが少年院や児童自立支援施設に入所しており、大部分の非行少年は社会の中で働きかけが行われているのです。非行の早期予防に警察が果たしている役割は極めて大きいといえます。

＊犯罪白書には家庭裁判所を経由した事例しか反映されないため、児童相談所を経由して入所する児童も多い児童自立支援施設の入所数は犯罪白書では実態がつかめない。

図４－２　少年による刑法犯 検挙人員・人口比の推移（平成 27 年版犯罪白書）

〈刑法犯〉

（昭和21年～平成26年）

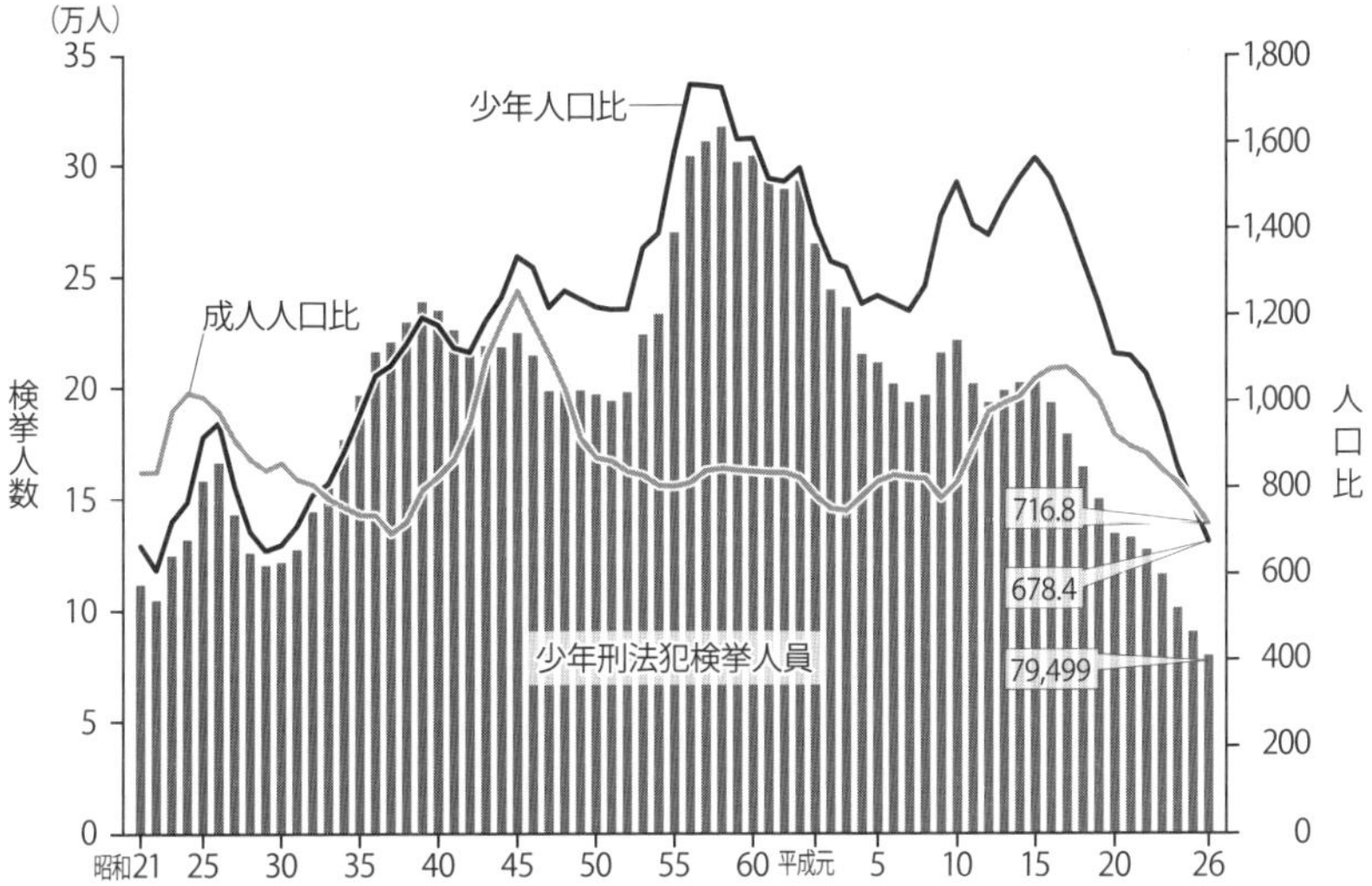

注　1　警察庁の統計、警察庁交通局の資料及び総務省統計局の人口資料による。
　　2　犯行時の年齢による。ただし、検挙時に 20 歳以上であった者は、成人として計上している。
　　3　触法少年の補導人員を含む。
　　4　昭和 45 年以降は、自動車運転過失致死傷等による触法少年を除く。
　　5　少年の「人口比」は、10 歳以上の少年 10 万人当たりの、成人の「人口比」は、成人 10 万人当たりの、それぞれ刑法犯検挙人員である。

保護者が直接使うことができる資源としては、全ての都道府県の警察本部に置かれている「ヤングテレホン」「ユーステレホン」といった電話相談があります。また、「ヤングメール」「メール相談」といった名称でメールでの相談を受付けているところもあります。

また、「少年サポートセンター」という機関が警察に設置されており、ベテランの少年担当の警察官や、臨床心理士が配置されていて、相談に応じています。継続的な面接や家族療法等を受けることも可能な場合があります。また、警察署の少年係も、警察官が相談に応じてくれます。警察による働きかけのメリットは、ほとんどの非行少年にとって「警察」のネームバリューが絶大だということです[15]。

5）少年鑑別所（法務少年支援センター）

法務省の施設で、家庭裁判所などの求めに応じて、通常4週間以内、重大事件など特別な場合に最長8週間非行少年を収容して鑑別を行うほか、収容された少年の支援、地域での非行防止などを行う施設で、県庁所在地など全国で52カ所設置されています。

鑑別所は少年院のように子どもを長期間収容して教育するための施設ではありません。ただし、鑑別所の医師が「鑑別所で過ごすわずかな期間の中でさえもみるみる変化していく少年もおり、少年の可塑性に驚かされる（吉永、２００７）」と述べているように、鑑別所入所をきっかけに非行から離脱していく子は決して少なくありません。

また、あまり知られていませんが、鑑別所には本人や家族、学校の職員などからの相談を受ける仕組みが用意されています。相談料は無料です。対応するのは鑑別技官と呼ばれる非行を扱う心理職員ですので、心理テストの実施なども含めて、指導助言をしてくれます。「少年鑑別所法」が平成27年に施行されて地域社会での非行防止に向けた取り組みが強化されているので、とくに期待できます。

6）非行少年の親の会

子どもの非行に悩む親を中心とするグループが各地にあります。* 教育相談員や元家裁調査官、弁護士などもメンバーに加わってミーティングを行ったり、電話等でサポートしてくれる場合もあります。何よりも心強いのは、話を聞いてくれるのが、まさに自分の子どもの非行で悩んできた人たちであることでしょう。

このように非行について相談できるところは意外にたくさんあります。しかも、これらの機関は現在、お互いの連携が進んでいます。例えば、各地で「少年サポートチーム」という、少年サポートセンター、警察署、学校、教育委員会、児

＊あめあがりの会（「非行」と向き合う親たちの会　http://www.shiochanman.com/hikou/）など。

童相談所、保健所、児童自立支援施設、民生・児童委員などが連携する仕組みが作られています。また、市町村が中心となって、児童相談所や児童福祉施設、保健センターや保健所、医療機関、学校、教育委員会、警察などが連携する「要保護児童対策地域協議会」も作られています。このような多様な資源を活用することが子どものため、そして家族のためになります。

6 専門施設ができること——非行少年のための入所型施設の実際

家庭や地域での働きかけがどうしてもうまくいかなかった場合、入所型の施設を使う、ということが選択肢となり得ます。このような施設の利点として、生物学的・心理的・社会的な側面全てに時間をかけて強力に働きかけることができる、ということが挙げられます。日本では公的なものとしては少年院と児童自立支援施設の2種類です。このどちらも保護者の希望だけで子どもを入所させることはできないので、児童相談所あるいは家庭裁判所の判断によって入所することになります。

1）少年院

法務省管轄の矯正施設で、家庭裁判所の審判を経て、おおむね12歳以上の少年が入所します。２００７年の少年法改正により、入所年齢がそれまでの14歳以上から引き下げられたのですが、これまでのところ、14歳未満での入所は年間20名以下とごく例外的です。

日本の少年院の処遇の質は世界的に見て極めて高いことが知られています。おそらく、日本の少年院以上に丁寧な非行少年処遇がなされている施設は世界でも稀といえるのではないかと思われます。少年一人ひとりに担当者がつき、その担当との関係性のもとで、認知行動療法*を主体とした各種の処遇プログラムが用意されるという、科学的処遇が柱となっています。

また、強い枠組みと規律正しい生活による統制が少年院の特徴といっていいでしょう。この枠組が、自ら安心安全を崩してしまうことの多い非行少年を安定させるのに役立っています。

2）児童自立支援施設

少年院に比べると知名度がぐっと落ちるのですが、もう1つの非行少年のため

＊**認知行動療法：**１０７ページ参照。

の施設として、厚生労働省管轄の児童福祉施設の一種である児童自立支援施設があります。全国に58施設あり内2つは国立、2つは私立、54は公立です。すべての施設が国営である少年院と違い、各施設ごとに多少性質が異なる部分がありますが、少年院と大きく異なるところとして、開放処遇つまり施錠しない施設であることがまず挙げられます。

また3割の施設が古典的な形態である夫婦小舎制をとっています。これは定員10名前後までの小舎に実際の夫婦が住み込む形で、非行少年に擬似家族的な環境を与えることにより改善を図ることを主眼としています。このような形態の非行少年のための施設は世界的に見ても極めて珍しく、ほぼ日本独自といってよいようです（7割の施設では寮担当職員は夫婦ではなく、交代制勤務です）。

また、子ども間の私語が原則自由な点も、少年院と異なります。子ども同士のインフォーマルな関係を認めることによって、子ども間の関係性は少年院よりも濃厚であると考えられ、それが対人関係やコミュニケーション能力の向上に役立つと考えられています。もちろん、このような構造では、子ども間のトラブルが起こりやすくなりますが、メリットがデメリットを上回ると考えられているわけです。少年院に比べて枠組みとしてはゆるくなります。

処遇プログラムが生活の柱となっている少年院に比べ、児童自立支援施設ではプログラム的な要素は極めて限定的です。身近に見守る大人がいる落ち着いた環境の中で、穏やかな生活をさせること自体が子どもを改善、成長させるという考えに基づいています。18世紀のスイスの教育者であるペスタロッチのことばである「生活が陶冶する」を今もその拠り所としているといえ、少年院とは大きく方法論を異にしています。

公的な施設として、このように大きく性質の異なる2つの非行少年処遇システムを約1世紀にわたって維持してきた国は珍しいといえます。さまざまなタイプの非行少年に対してそれぞれにふさわしい処遇を選択できることで、その効果を高めることができます。これが現在の日本の犯罪率の低さを支えてきた1つの要因となっていると考えられます。

諸外国の文献においては、入所型の施設の評価は必ずしも高くありません。社会内での処遇に比べて、入所型の施設は費用もかかり、また非行に対してむしろマイナスに働く、という論文が少なくないのです。しかし、このような論文が書かれている欧米諸国に比べ、日本の少年非行の状況が大変良好であることを考慮すべきです。また、長年にわたって少年非行が減少を続けていることを考えると、日本の少年非行対策が全体として極めて良好に機能していることは明らかです。もちろん、時に起こる施設内虐待など、日本の非行少年の施設にも改善すべき点はいくつもあります。しかし、大きな目で見たとき、社会内においても、施設処遇に関しても、日本のやり方が、素行症の診断を持つ子に有効であるということを今後世界に示していくべきです。

矯正教育に衝撃を与えたシャッド・マルナの説

シャッド・マルナは、犯罪から離脱することに成功した人々と、そうでない人々にインタビューを重ね、その違いがどこにあるのかをその著書『犯罪からの離脱と「人生のやり直し」』*にまとめています。

マルナは犯罪から離脱した人々の語りの特徴として、「彼らは、犯罪を犯した過去を、実際はそうであるのに、恥ずべき失敗としてではなく、新たに見出した使命への必然的な序章として捉えなおしていた」と述べています。

一方、犯罪が持続している人たちの語りについて、「彼らの語りの特徴は、非難の脚本であると思う。この物語において、非難の対象は、語り手本人である」としています。自分を責め続けている人はむしろ犯罪から離脱できない、というこの説は矯正教育に携わる者にとって、きわめて衝撃的でした。

＊シャッド・マルナ、津富他訳、明石書店、2013年。

第５章

再非行防止と非行の予防にむけて

最後の章では、再非行、つまりいったん収まった素行症の再発を防ぐにはどうしたらいいのか、また素行症の予防が可能なのかを考えます。

予防医学では、1次予防、2次予防、3次予防という言葉が使われます。1次予防は発症そのものを防ぐための活動、例えば生活習慣の改善や環境の改善、健康教育の実施などであり、2次予防は発症後の早期発見／早期治療によって重症化を防止すること、3次予防は疾病治療において、社会復帰を支援したり再発防止を図ることを指します。

こうしてみると、予防こそ、総合的な生物学的・心理的・社会的な働きかけが必要であることがわかります。ここでは、わかりやすさを重視して、3次予防・2次予防・1次予防の順に取り上げます。

1 3次予防——再発（再非行）の防止

日本での素行症の再発率を調べた文献はありませんが、信頼できる統計のある少年院退所者の動向を参考にします。

2016年に、少年院退所者の再犯者率が高いと話題になったことがありました。眉をひそめた方も多かったことでしょう。しかし、ここには大きな誤解があります。実際に統計にあたってみると、再犯少年の数はむしろ減っているのです。検挙される非行少年の数、とくに初発非行の少年の数が大きく減少した結果、検挙人数の中の再犯少年の比率が増えた、というに過ぎません。非行を犯した少年の再発率そのものが上昇しているわけではないのです（図5－1）。

実は、少年院に一度入った少年が、再び罪を犯して少年院に入院する率（おそらく、再非行率と聞いて普通思い浮かべるのはこちらでしょう）は近年極めて安定しています。平成17年から26年に少年院を出院した者のうち、5年以内（出院した年を含む）に再び少年院に入った少年の割合は14・5～16・0％（男子15・5～16・8％、女子6・7～9・2％）です。

ただし、この数字は少年院を1度出た後、成人になって罪を犯して刑務所に入った者を含んでいません。少年院を出た後、5年以内に刑事施設（刑務所あるいは拘置所）に入所した少年の率は、7・4～9・2％（男子8・0～10・3％、女子1・6～3・1％）です（少年院に再入した後、刑務所に入る者もいるので、両者の数字を単純に足すことはできないことに注意）。この数字を大きいと考えるか、小さいと考えるかは見方によって異なります。ただし、平成22年度刑務所出所者の5年

図５－１　非行少年の再発率推移

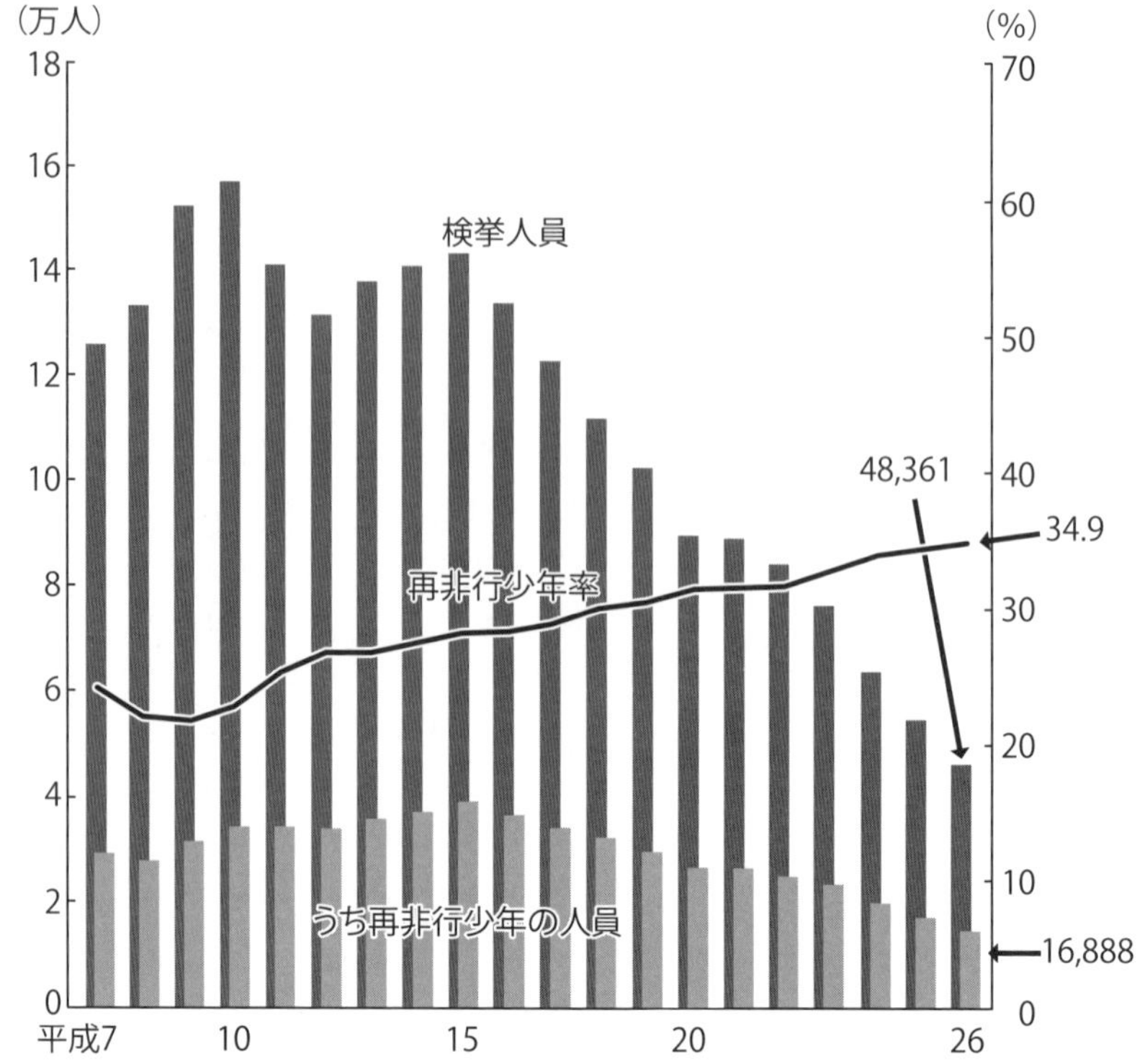

＊注

1　警察庁の統計による。

2　犯行時の年齢による。ただし、検挙時に 20 歳以上であった者を除く。

3　「再非行少年」は、前に道路交通法違反を除く非行により検挙（補導）されたことがあり、再び検挙された少年をいう。

4　「再非行少年率」は、少年の一般刑法犯検挙人員に占める再非行少年の人員の比率をいう。

以内の再入率が38・6%であることを考えると、やはり少年のほうがずっと改善率が高いということはできます[1]。

また、成人犯罪者の場合、服役後に再犯する割合は、仕事に就いているかどうかによって、大きく異なることがわかっています。子どもの場合も、施設に入ったかどうかに関わらず、非行後に学校という行くべき場所があり、そこで長時間過ごすということ自体が再非行の防止につながっている可能性は大いにあります。

2 重大事件と向き合う

非行少年が施設に入る目的のひとつに、非常に明確な形で自分の罪の責任をとることがあります。大きな事件を起こした子どもに対して、事件と向き合うカウンセリングを行うと、多くの子は当初、事件のことをよく憶えていない、といいます。これは、事件と直面したくないためかもしれませんし、解離*などの影響で事件の記憶そのものがはっきりしない場合もあるようです。

それでも繰り返し、事件のことを思い出させるうちに、少しずつ事件の記憶が語られるようになってきます。最初は大まかな流れとして、そのうち詳細な部分

＊解離：通常一貫したものである意識や記憶、行動などの統合が失われたり、不連続になった状態。記憶が失われたり、自分が自分でないように感じられたり(離人感)、現実感が消失したりする。耐えられないほどの強い心理的衝撃による傷つきを防ぐための反応とされる。

が語られ、あるいは事件とは直接関わりはないその周辺の状況などが少しずつ語られるようになり、さらにその時の感覚などを伴って想起されるようになります。さらに繰り返し思い出させることで、その時の自分の感情がよみがえってくる、という順序を踏んでいきます。そうなって初めて、その時の相手の感情に思いが至る、という経過をたどることが多いように思います。

このような経過は、実はＰＴＳＤ（心的外傷後ストレス症候群）のトラウマケアにおける暴露療法と呼ばれる治療の経過と同じです。なんと身勝手な、と思われるかもしれませんが、重大事件を起こした子どもにとって、事件が大きな心の傷になっているのです。この場合、事件に向き合う行為と、本人のＰＴＳＤに対する治療とが、いわば重なることになります

このような点を考えると、大きな事件を起こした子どもに対し、責任の所在を明らかにしていくことが、実は本人のためでもあることがわかります。トラウマを抱えたままでは、むしろ本人がますます混乱してしまう可能性が高いのです。明確な形で責任を取らせ、事件に向き合わせることが、本人の精神の安定を高め、結果的に再犯を防ぐことにもなり得るのではないかと考えています。

我が国において、重大事件を起こした少年のその後の成り行きに関しての公的な報告はなされていません。しかし、筆者が勤務する国立の児童自立支援施設に

ここ十数年ほどの間に措置されてきた重大事件の少年少女たちの場合、退所後これまでのところ、少なくとも重大事件の再発が見られていないことは確かです。

日本の非行の現状

マスコミからの印象によって、非行は増え続けており、また少年による重大犯罪も悪化の一途をたどっている、と感じている人は多いでしょう。ところが、実態はかけ離れています。少年犯罪は、平成16年以降、その数も、また少年人口比においても減少の一途をたどっており、数でいえば戦後最大のピークだった昭和58年の31万7438人の3分の1、少年人口比でも昭和56年の半分以下になっています。*

では、重大事件はどうでしょうか。少年（10〜19歳）による年間の殺人件数はピークだった昭和36年の448件に対し平成26年は57件、強姦はピークだった昭和33年の4649件に対し147件といずれも激減しています。

「最近の子どもはどうなっているのか?」と語るコメンテーターは、自分が子どもの頃、つまり映画『ALWAYS 三丁目の夕日』時代に今よりもはるかに少年事件が多かったことを知らないのでしょうし、ましてや少年による殺人が今の数倍もあったことを認識していないのだと思います。日本の少年は、外向きの攻撃

*199ページ図4-2。

性をどんどん減じており、昔よりはるかに穏やかになっている、と考えられるのです。あるいは、攻撃性がより内向きになっている（自傷、自殺など）、あるいは身体的なものでなく、関係性の暴力になっている（ネット上でのいじめ、攻撃など）のかもしれません。

また、それ以外のマスコミに大きく取り上げられるような重大事件を起こした子どもがその後再び重大な事件を起こすという事例は少なくともこのような事例が注目されるようになったここ十数年の間、筆者の知る限り極めて例外的[2]にしか起こっていません。そもそも、これだけネットが発達した社会で、重大事件を起こした子が再犯を行うようなことが起きれば、マスコミで取り上げられる以前に、ネットで話題になるはずです。

酒鬼薔薇事件を起こしたA少年の手記*は大きな話題となりましたが、彼も少なくとも再犯を起こしてはいないようです。もちろん、彼の行為が被害者の遺族の心を大きく傷つけたであろうことは確かで、再犯を起こさなければいいというわけではありません。ただ、現段階でいえるのは、少なくとも日本においては、施設などで適切なケアを行うことで、このような事例における重大な再犯はかなり確実に予防できるらしい、ということです。

＊『絶歌』元少年Aが記した自伝。太田出版（２０１５）。

3 発達障害を持つ非行児の贖罪

贖罪のあり方は少年によりさまざまです。それと同様に、自閉スペクトラム症を有する非行少年の場合、その贖罪のあり方もまた、特性の影響を受けます。彼らも、多くの場合施設での働きかけの中で自分の犯した事件について深い罪の意識を持つに至ります。自己表現が苦手な子の場合には、謝罪をなかなか文章にできず、思い浮んだ言葉を書き並べるという作業を通して、その内心をやっと吐露できるということがありました。また、年余を経てなお、自殺を企図する例があることからも、彼らの持つ深い罪の意識をうかがい知ることができます。

一方、彼らの持つ「あれはあれ、これはこれ思考」と呼ばれる自閉スペクトラム症*を持つ人に特徴的な思考パターンによって、奇妙なことが起こり得ます。はたから見れば、彼らが犯した事件とほぼ同じような事件が報道される際に、犯人に対して、「なんて奴だ!」と本気で怒るのです。これは、事件を知る者を何ともいえない気持ちにさせます。ふつう、そのような状況で彼らに期待される態度は、気まずくうつむいて押し黙って反省している、といった姿なのですから。し

＊自閉スペクトラム症：70ページ参照。

かし、これはまさに彼らの特性が引き起こしているものです。彼らにとっては、自分が起こした事件と、テレビで報道されている事件は全く別のことがらなのです。

ですから、自分が犯した事件と、たとえ人から見て同じような事件であったとしても、彼らはその事件を「許しがたい」と感じ、怒るのです。その様子を見て周囲の人間がどう感じるか、ということに彼らは気づくことが困難です。あるいは、そのような行為が罪深いことだと学習したからこそ、よけい怒るのかもしれません。

また、これは施設あるいは職員の問題ともいえるのですが、彼らは自分がやったことが悪いことだ、ということには気づけますが、その一方、「俺は悪い奴だ」という意識を持つことは難しい、という面があるように思います。これは、施設での教育が「罪を憎んで人を憎まず」を基本とするからだとも考えられます。

施設では彼らの行為はもちろん強く非難しますが、彼らの存在自身を否定するような働きかけをすることは基本的にありません。彼らが犯した事件が取り返しのつかないものであればあるほど、そのことによって彼ら自身の存在を否定したら、もう彼らは立ち直ることなどできなくなります。施設も職員も「罪を憎んで人を憎まず」という姿勢をとることになります。しかし、自閉スペクトラム症をもつ少年は、そのような職員の態度をまさにその通りに受け取ります。結果として「俺は本当に悪いことをした」と真剣に考えている一方、「俺は本当に悪い奴だ」とは思わない、ということが起こります。

この彼らの思いと、世間の人々が求めていることとの間には、大きな断絶があります。世間の人々は、やはり彼に「俺は悪い奴だ」と思ってほしいと考えるでしょう。この乖離を考えると、施設の彼らに対する考え方、接し方を少なくとも一部変えなければならないのではないかとも思いますが、果たしてそのような方法があるのでしょうか。

もちろん、重大事件を犯した自閉スペクトラム症の少年全てがこのような言動を示すわけではありませんが、贖罪のあり方にも少年の持つ特性が非常に大きな影響を及ぼし、その結果他者から反省に乏しいと受け取られるということが起こり得ます。

4　2次予防——非行の早期発見・早期対応

2次予防、つまり非行の早期発見・早期対応によって重症化を防止することについては、第3章「見立て」、第4章「働きかけの基本」で扱ってきたとおりです。その中心になるのは家庭、学校、児童相談所、警察など、ということになります。少年院と児童自立支援施設という非行の専門施設に行きつく前に、家庭と地域が連携することが何より重要です。非行の早期発見／早期対応は、成人犯罪の1次予防であるともいえます。

5 1次予防——非行の事前予防

はたして非行を予防する、ということができるのでしょうか。私自身は、非行の事前予防、ということばにはやや違和感をおぼえます。ハイリスクな子を選別し、そこに強く介入して、という作業をどうしても思い浮かべてしまうからでしょう。諸外国でも、そのようなやり方は子どもに将来にわたる烙印を押すことになりかねない、という意見が見られます。

しかし、実際には、非行を予防するということは、何よりもまず、その子ども自身がより良い人生を歩むことができるようにすること、なのです。環境、あるいは特性的に生きづらさを抱えている、あるいは抱えそうになっている子を、未然に、あるいはできるだけ早くそうならないようにみんなでケアしていく、ということです。排除するのではなく、一緒に生きていくためにこそ、必要なことなのです。

具体的にいえば、適切でない環境に置かれている子の家庭環境を改善したり、あるいはそれが難しければ里親や施設での養育を行ったりすることや、精神医学的な問題、つまり発達障害その他の問題がある子を早期発見して適切な対応方法を家庭や学校に伝えることや、治療教育的関わりを実施する、ということです。さらに、精神障害などに対する偏見をできるだけなくしていく、といったことも重要でしょう。受診をしたり、相談したりすることのハードルを下げることは、直接的な予防になるはずだからです。これらの取り組みが子どもに悪影響を与える恐れはほとんどないように思えます。

失敗した非行対策プログラム

合衆国で実際に行われ、失敗した非行予防策を見てみたいと思います。日本でも大いに参考になるはずです。

スケアード・ストレートとよばれるプログラムがあります。非行少年、あるいは非行に走るおそれのある少年を、実際に成人の刑務所に連れて行ってその場を経験させ、さらに受刑者と接する機会―主に受刑者が少年を脅しつけるようなーも持たせて震え上がらせる（＝Scared）ことで非行を予防しようとするプログラムです。アメリカのとあるテレビ局でこのプログラムの様子を伝えるドキュメンタリーが２０１１年から２０１５年まで９シーズン83エピソードにわたって放映されるほど、社会的に人気があるプログラムです。

その人気の理由は、「このような少年たちは、厳しく接して現実をわからせることで改善できる」という一般的な信念に合致しているからでしょう。このプログラムの効果を確認する科学的な研究、つまり少年たちをプログラムを受ける群と受けない群に無作為に割り当て、効果を比較するという、厳密な手法による研究が繰り返し行われました。

その結果、ほぼすべての論文で、このプログラムを受けた少年たちは、プログラムを受けなかった少年たちよりも非行に至る率が高くなってしまう、という一貫した結果が出ています。このプログラムは、非行予防どころかむしろ有害だったのです。さらに衝撃的なのは、このいくつもの研究結果をまとめた効果検証が発表されたのが２００３年である[3]、ということです。つまり、むしろ有害であることが科学的に明確になった後も、このプログラムは引き続き行われ、テレビ番組を通じて社会的に人気を博しているのです。

また合衆国では「ブートキャンプ」とよばれるプログラムもあります。これは、非行少年に対して、厳格なルールのもと、厳しい身体的訓練や行進、儀式や肉体労働などの軍隊調のスタイルで収監を行うものです。合衆国において過去30年間で社会的に最も注目された矯正プログラムであるとされ、1992年にはOJJDP（アメリカ少年司法および非行防止対策局　Office of Juvenile Justice and Delinquency Prevention）がいったん推奨もしています。[4]しかし、1990年代のうちには既に、プログラムを行っても普通の収監や仮釈放と比べて再犯率に差が見られないことが繰り返し実証されました。にもかかわらず、1999年までにほとんどすべての州で採用され、その後中止した州もあるものの、いまだに人気のある矯正プログラムであるとされています。[5]

これらは、科学的証拠に基づかない非行対策の失敗例の代表とされています。非行対策の難しさを示すと同時に、対策への大衆や為政者の支持の大きさとその効果とは、まるで関係がないことに気づかせてくれます。

6 諸外国の非行予防策とその経済的側面

諸外国では、非行の早期予防の試みの有効性に関する研究が数多く見られます。ただし、それらの研究はいずれも純粋に非行の予防のみを狙って行われた研究ではなく、子育てにおけるリスク全般、つまり不適切な養育や虐待などの低減を目的に行われた研究の中で、それらの試みが非行の予防にも役立っているかどうかを調べたものです。

これらの研究において、その多くが、子を持つ親へ適切な子育ての仕方の訓練を行うことや*、子どもの幼少期に看護師等による家庭訪問を行うことが、非行の予防に有効であることを実証しています。つまり、幼少期の子育て環境の改善が、非行予防に役立つことが明らかになっているのです。

また、素行症の予防に関する海外の文献で必ず強調されるのが、素行症の治療の経済的な効果です。素行症を治療することによって、いかに将来にわたる社会的損失、つまり医療費や社会保障費の余計な支出を防げるかが力説されます。非行・犯罪による直接的な経済的損失だけでなく、素行症を持つ少年が成人に至っ

*ペアレントトレーニングなど。187ページ参照。

た時に、身体的・精神的障害を持つ率が高く、また社会保障を受ける可能性も高いことがわかっているからです。

7 日本における非行の予防

日本では、非行の早期予防そのものを謳っての幼少期からの働きかけはなされていません。しかし、欧米での有効例を参考にしてみると、実際には非行の早期予防に役立つ事業や働きかけが既に広く行われていることに気づかされます。こんにちは赤ちゃん事業*、乳幼児検診、就学前健診などがそれです。もちろんこれらは、非行予防のためではなく、より良い子育てのための支援として行われているものです。しかし、非行のリスクと関連する家庭環境や発達障害の有無などを把握し、状況に応じて対応するという点で、まさに非行の早期予防におおいに役立っているはずです。日本の場合、これらの実施率が極めて高いことが特徴です[6]。

先に述べた欧米での予防策の有効性を考えると、日本における実質的に同様の機能を持つこれらの事業が、気づかぬうちに日本の犯罪率の低減に寄与している、という可能性は小さくないと考えられます。

＊赤ちゃん事業：乳児家庭全戸訪問事業。生後4カ月までに赤ちゃんのいる家庭全戸を市町村の訪問員が訪問する事業。

①虐待対応がもたらす効果

日本ではここ10年ほどの間に、虐待への注目度が大きく上がりました。まだ不十分とはいえ、虐待を通報するための児童相談所の全国共通ダイヤル「189（いちはやく）」が設けられるなど、その対応も大きく変化しています。

注目したいのは、虐待と非行の深いつながりを考えると、虐待対応はそのまま非行予防対策でもありうる、ということです。親から子、またその子へと虐待の連鎖が見られることはよく知られるようになりましたが、虐待の連鎖を切ることは、非行・犯罪の連鎖を切ることでもあるのです。最近では、法務省も虐待対応に乗り出していますが、これは非行予防対策としても大きな意味のあることです。

②学校教育がもたらす効果

また、学校において学級単位で行う予防策では、子どもたちの、自分自身や他者の感情への気づきを高めること、興奮や行動の自己コントロールを教えること、ポジティブな自己概念と好ましい仲間関係を促進すること、子どもの問題解決スキルを高めることを目的とするように、とされています（NICE, 2013）[7]。ただ、そもそも日本の学校教育は集団の和や、集団の中での自己コントロールの重要性を強調する傾向が強いとされますから、もし、日常の学校生活の中で足りない部分があるとすれば、子どもの問題解決スキルを高める、という視点でしょうか（学校によっては、先に述べたセカンドステップ*を取り入れているところもあります）。しかし、それ以外の点についていえば、常に実践されているのではないかと思います。このような点も、日本における実質的な非行予防策の1つになっている可能性があります。

③犯罪率が低いことがもたらす効果

また、別の視点として、日本の犯罪率の低さそのものが予防的に働いている可能性も否定できません。まるでトートロジー（同義反復）のようですが、環境の中での犯罪の発生率の低さが、犯罪行為を学習する機会を少なくする効果は大きいと考えられます。

8　特異な重大事件の予防

では、酒鬼薔薇事件や佐世保の女子高校生による殺人事件のような特異な重大

＊セカンドステップ： 182ページ参照。

事件の予防は可能なのでしょうか。この点に関しては、議論は緒に就いたばかりだといえます。既述したとおり、非行全体の数は、ここ10年でさらに大きく減少しています。殺人・強盗・強姦・放火という重大犯罪の数も減り続けています（図5－2）[8]。

その中でも特異な重大事件の発生を予防的な対策によって根絶しようとすることが果たして現実的かどうか、という問題があります。諸外国で効果が上がっている予防策は、経済的困窮層や知的に低い子ども、あるいは虐待家庭など、非行に至るリスクが高いとされる層をターゲットとしたものであり、そもそもそのような層に属していない子が引き起こす特異な事件を防ごうとすれば、極端に非効率となることは明らかでしょう。

ただ、前節で述べたような、一般的な非行の早期予防が、特異事例の予防に無効かというとそうとはいえないと考えられます。

第2章で述べたとおり、世間の耳目を集めるような特異な重大事件のある部分に、自閉スペクトラム症*の特性が影響を与えている可能性があるとすれば、発達障害の有無の確認を幼少期に健診で行って、早期に療育に導入することが、重大な特異事件の一部を未然に防いでいる可能性があります。

一方、早期療育の対象とならなかった事例の場合はどうでしょうか。この場合、

図5－2　凶悪犯の推移

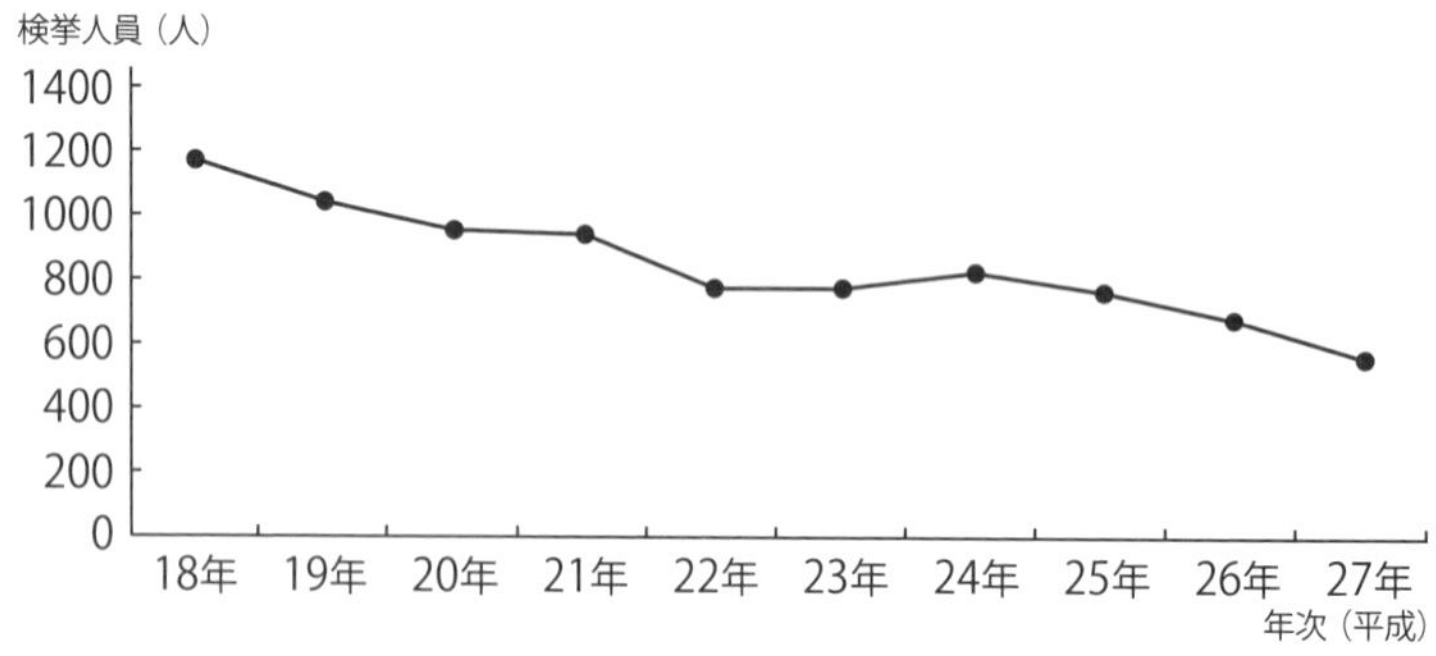

***自閉スペクトラム症：**70ページ参照。

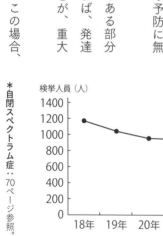

学校の果たす役割が大きくなってくることが考えられます。とくに、対人関係が複雑化してくる思春期早期が重要です。彼らはこの時期に危機的な状況に陥る可能性があるのです。さらに、環境の変化に弱い事例が多いと考えられ、小学校から中学校へ、あるいは中学校から高校へ進学した際に、混乱をきたす事例が見られます。つまり、小・中・高校をまたいだ情報のやりとりが重要です。

ただし、事件化するのは極めて例外的な事例です。むしろ、進学に際して、あるいは対人関係の複雑化について行くことができずに混乱したり、他の子ども集団から離れてしまったり、自分が他の子と違うことに気づきはじめて悩んだりする子のほうが圧倒的に多いのです。

ですから、事件の防止、という観点よりも、そのような子たちを思春期の危機から守ることを目的として介入を行った方がはるかに効率的であり、その結果として、事件の予防にも役立つ、というあり方が、乳幼児期における子育てへの介入の例から見ても適切だといえるでしょう。

厳罰化は重大犯罪を予防できるか？　という長年続く議論があります。これは簡単には判断できない問題ですが、理論的にいえば、非行少年のタイプによって反応が違う可能性があります。青年期発症型の非行少年は、ある程度損得勘定のできる子たち、ということができますから、厳罰化によって、割に合わないと思

年次（平成）	18年	19年	20年	21年	22年	23年	24年	25年	26年	27年
検挙人員（人）	1170	1042	956	949	783	785	836	786	703	586
殺　人	69	62	50	50	43	56	46	52	50	60
強　盗	892	757	713	696	565	593	592	547	451	401
放　火	103	102	66	83	65	67	76	63	80	47
強　姦	106	121	127	120	110	69	122	124	122	78

うことはしない、という可能性はあります。しかし、このカテゴリーの非行少年は、そもそも比較的予後の良い子達です。

一方、児童期発症型の子たちの多くは、損得勘定をしない、あるいはできない子が多いと思われます。この子達の場合、たとえ厳罰化されても非行行動が減少することは期待できません。このカテゴリーに属することが多いと思われる特異な重大犯罪を起こす少年に対して、厳罰化による抑止効果はほとんど期待できないと考えるべきです。非行少年全体が減少を続けている以上、厳罰化によって抑制しようとしているのは、特異な重大事件でしょう。しかし、これは明らかに的外れなのです。

9 日本の非行対策の問題点

日本の非行対策の最大の問題点の1つに、年齢によるサポート体制の格差があると思われます。これには中学校の卒業と18歳という大きな2つの節目があります。まず、学校のサポートの重要性を考えると、中学校を卒業すると子どもを支える力はぐっと小さくなります。義務教育の間は非行によって学校をやめさせられるということは一部の私立校を除けばほとんどありませんが、高校では比較的簡単に自主退学を求められます。まして高校進学しなければ、組織によるバックアップが一気に失われることになります。それでも18歳になるまでは児童相談所や児童福祉施設によるサポートが期待できますが、18歳を超えると警察や司法による以外には公的なサポートがほぼ望めなくなってしまいます。

きちんとした職につくことができれば、非行予防に大きな役割を果たしてくれますが、現在の日本で学歴のないこの年齢の子たちが安定して働ける職探しは極めて困難です。このサポートの裂け目を埋めるため、従来18歳未満であった児童福祉法の対象を、それ以前から施設等に入所していたりする場合に限り、20歳まで延長する、という改正が平成29年4月になされました。ただし、これはあくまで18歳になる前から働きかけが行われていた場合に限ります。一方、仮に民法で成人年齢が引き下げられても、就職可能な年齢が下がるとは思えませんから、非行予防という点では明らかに不利に働きます。

10 少年法対象年齢引き下げの動きと施設文化の違い

一方、少年法の対象年齢を20歳未満から18歳未満に引き下げようという動きがあります。現在、家庭裁判所で扱われる少年の約5割が18歳または19歳ですから、これは非行対策全体にとって極めて大きな変化です。おそらく、多くの方は年長の少年を刑務所に送ることで、厳罰化になる、と受け止められているのではないでしょうか。

しかし、これは全くの思い違いです。現在でも、殺人のような重大な事件を起こした子は16歳以上なら原則として検察官に送られ、成人と同じ刑事手続きが取られます。さらに18歳・19歳であれば死刑を禁じたり、軽減したりする規定もありません。その意味では、少年法の対象年齢を18歳未満に引き下げても、重大事件の子をより厳しく罰する、ということにはまったくつながりません。重大な事件を起こした子の処遇には全く変化は生じないのです。

対象年齢が引き下げられることで起こるのは、比較的軽度の非行を起こした少年への対応の変化です。少年法では「全件送致主義」といって、犯罪の疑いがある少年はすべて家庭裁判所に送られ、そこで調査や教育的な働きかけを受けます。その中でもさらに教育的働きかけが必要と考えられた子が、少年院などに送られるわけですが、もし、18歳、19歳が現在の成人と同じ扱いを受けるようになると、どうなるでしょうか。

実は、成人の場合、実に60％以上が不起訴になり、この場合なんの教育的働きかけも受けないままに終わってしまいます。また、20％以上が罰金や科料で事件は終結します（平成27年度）。このうち、かなりの部分は少年であれば少年院に行って矯正教育を受けるはずが、ただ単にお金を払うだけで済むことになってしまうのです。つまり、日本がこれまで大事にしてきた、少年のうちに十分な働きかけをして大人の犯罪者となるのを防ぐ、というあり方が大きく崩れることになります。このような、誰にとってもメリットのない変化を本当に望む人がいるのでしょうか。[7]

ならば、刑務所に少年院と同等の教育的機能を、と考える方もあるかもしれません（ただし、それでは更生のための教育を受ける対象者そのものが激減する、という点に対する解決策にはなりえないのですが）。しかし、平成19年まで続いた監獄法*のもとでは刑務所はあくまで罰を与えるところであり、教育を行うところではありませんでした。つまり、少年院と刑務所では、何よりも1世紀近くにわたって施設

***監獄法**：明治41年制定。監獄（今でいう刑事施設）被収容者の処遇について定めた法律。平成19年に「刑事収容施設及び被収容者等の処遇に関する法律」として全面改正され、被収容者の権利義務、受刑者の社会復帰に向けた処遇の充実などが定められた。

として積み上げてきた文化がまるで異なります。入所者に対する見方、態度、対応といったものが、少年院と刑務所ではまるで違うのです。この全く異なった環境の中に、もし仮に少年院と同じ治療プログラムが導入されたとしても、同じ効果を発揮するとは到底考えられません。心理療法などが持つ効果は「どのような技法を用いるか」よりも、治療者ー被治療者間の関係性に大きく左右されるということが繰り返し実証されています。日頃の担当教官との関係性があってこそ、治療プログラムが効果を発揮するのです。

この文化の違いを無視して、治療や矯正教育が必要だというのなら刑務所にも治療プログラムを用意すればいい、という考えは明らかに間違っています。また、重大犯罪を犯した者は閉じ込めておけばよい、というのは、いつか彼らが社会に帰る日がくることを考えると明らかに暴論です。重大犯罪を犯した少年であればなおのこと、充分な治療、矯正教育を受けさせてから社会に戻さなければならないのです。

どんなに厳罰化しても、いつか社会に帰るその時に、健全な社会人として生きてもらわなければ、安全な社会はやはり実現できないのは明らかです。これまで極めてうまく機能してきた仕組みを、わざわざ放棄するような愚挙は避けるべきでしょう。今こそ、性質の大きく異なる、児童自立支援施設と少年院という２つの非行少年のための施設を約1世紀にわたって維持してきたことが日本の社会にもたらしてきたものを考えるべき時です。

おわりに

素行症はなんとも不思議な精神科診断です。ある少年に素行症という診断がつく時、その背後には直接、間接の少なからぬ被害者が必ず存在します。また、その子自身、ほとんど常に加害者性と被害者性を持ち合わせています。

児童自立支援施設である北海道家庭学校の校長であった谷昌恒は、「彼らを被害者として遇し、加害者としての自覚を求める。矛盾のようだが、人間存在とは本来こうしたものだ」と述べました。これは非行少年の臨床に当たるものが常に意識し続けなければならない、基本的な姿勢であろうと思います。もし彼らに障害があり、あるいは被虐待経験があっても、人間としてしてはいけないことはしてはいけない、と言い続けることはむしろ彼らの尊厳を守るために必要なことです。一方、彼らの被害者性に目を向けなければ、彼らが本当に変わっていくことは難しいでしょう。

筆者が非行少年に関わるようになって四半世紀が過ぎましたが、最重度の非行少年が集まる国立児童自立支援施設でも、これまで、モンスターのような非行少年に出会ったことはありません。これは、まだ彼らの人格が固まっていない段階で、適切な環境に置くことができているからなのだと思います。日本は1世紀にわたって世界に誇れる形で非行の問題に取り組んできました。その成果は明らかです。10年後、20年後の日本が今と同様、安全で住みやすい国であり続けるために、その手を今ゆるめてはなりません。非行対策は国家百年の計なのです。

さらにもうひとつ。心理化、医療化の流れの一方で、非行に関わることに慎重な医師、心理士は今も少なくありません。非行少年は変わりうること、いやむしろ、非行という外向きの行動化をとれるエネルギーを持った彼らは、予想外に早く大きく成長しうる存在であること、そしてそれを目の当たりにでき、そこに力を貸すことができる非行臨床はおもしろい、ということを本書で少しでも伝えることができたとすれば、望外の喜びです。

最後に、筆の進まない筆者の背中を押し続けてくれた編集者の齊藤暁子さんにお礼を申し上げなければなりません。少年非行の気鋭の研究者である三重大学の松浦直己教授の本当に丁寧なご指導に感謝申し上げます。またきぬ川学院、武蔵野学院、そして北海道家庭学校の子どもたちと職員の方々、なかでも共に過ごした掬泉寮の子どもたち、そして何より、寮長にはおよそ不向きなカリスマ性のかけらもない私を支え続けてくれた寮母に心から感謝します。本当にありがとう。

参考文献

《第1章》

1）American Psychiatric Association (2013) Diagnostic and Statistical Manual of Mental Disorders : DSM-5

2）Moffitt T.E., Caspi A. (2001) Childhood predictors differentiate life-course persistent and adolescence-limited antisocial pathways among males and females. Dev Psychopathol. 13(2):355-75.

3）Sampson,R.J., Laub,J.H. (1995)˙ Crime in the making:pathways and turning points through the life:Harvard University press.

4）Kazdin,A. (1985) Treatment of antisocial Behavior in Children and Adolescents. Homewood,IL. Dorsey

5）Mental Health Surveillance Among Children — United States, 2005-2011 (2013) Supplements, May 17, 62(02);1-35

6）全国児童青年精神科医療施設協議会　平成26年度外来初診患者統計

7）Loeber,R. Green SM,Keenan K, et al. (1995) Which boys will fare worse? Early predictors of the onset of conduct disorder in a six-year longitudinal study. J am Acad Child Adolesc Psychiatry 34,499-509.

8）田中康雄（２０１１）「発達支援のむこうとこちら」Ｐ１１２－１１７日本評論社

9）Maziade M. Aran C. Cote R. et al: Psychiatric status of adolescents who had extreme temperaments at age seven. Am.J.psychiatry 147:1531-1536, 1990

10）Robins,L.N. (1966). Deviant children grown up. A sociological and psychiatric study of sociopathic personality. Baltimore: Williams & Wilkins.

11）Robins,L.N. (1978). Sturdy childhood predictors of adult antisocial behavior: Replications from longitudinal studies. Psychological Medicine,8,611-622.

12）Zoccolillo,M.,Pickles,A.,Quinton,D.,& Rutter, M. (1992). The outocome of childhood conduct disorder: Implications for defining adult personality disorder and conduct disorder. Psychological Medeci

ne,22,971-986.
13）Storm-Mathisen A., & Vaglum P. (1994). Conduct disorder patients 20 years later : A personal follow up study. Acta Psychiatr. Scand. 89; 416-420.
14）Myers MG, Stewart DG, Brown SA : Progression from conduct disoeder to ASPD following treatment for adolescent substance abuse. Am J Psychiatry 155 : 479-495, 1998
15）Kingston,L., & Prior,M. (1995) The development of patterns of stable, transient, and school-age onset aggressive in young children. Journal of the American Academy of Child and Adolescent Psychiatry, 34, 348-358
16）Loeber, R,. & Hay, D. F. (1997). Key issues in the development of aggression and violence from childhood to early adulthood. Annual Review of Psychology, 48, 371-410.
17）Hare RD, Neumann CS. (2008) Psychopathy as a clinical and empirical construct. Annu Rev Clin Psychol. 4 : 217-46.（訳）松浦直己：非行・犯罪心理学Ｐ76 明石書店（２０１５）
18）Scott, Stephen (2015) Oppositional and conduct disorders. Rutter's textbook of child and adolescent psychiatry. Chapter65, 913-930

《第２章》

1）Engel, George L. (1977). The need for a new medical model : A challenge for biomedicine. Science 196 : 129-136.
2）安藤久美子（２００６）発達障害と犯罪 .In: 山内俊雄、山上皓、中谷陽二編：司法精神医学第３巻 . 犯罪と犯罪者の精神医学 . 中山書店　Ｐ２５３－２６６
3）齋藤万比古（２０１３）素行障害、診断と治療のガイドライン、Ｐ１５７－１６１、金剛出版
4）Angold A. Costello EJ. Erkanli A. Comorbidity. J Child Psychol Psychiatry 1999 ; 40 : 57-87.
5）Biederman J, et al. Effect of comorbid symptoms of oppositional defiant disease on resuponces to atomoxetine in children with ADHD : A meta-analysis of controlled clinical trial data, Psychopharmacolo

gy (Berl) 2007 ; 190 (1) : 31-41.

6）Christiansen H. et al. Co-transmission of conduct problems with attention-deficit/hyperactivity disorder : Familial evidence for a distinct disorder. J Neural Transm 2008 ; 115 (2) : 163-175.

7）Faraone SV, Biederman J, Jetton JG, Tsuang MT. (1997) Attention deficit disorder and conduct disorder : longitudinal evidence for a familial subtype. Psychol Med. 27 (2) : 291-300.

8）杉山登志郎（２００２）：非行と発達障害、臨床心理学２②：２１０－２１９

9）Loeber,R. Green SM,Keenan K, et al.(1995)Which boys will fare worse? Early predictors of the onset of conduct disorder in a six-year longitudinal study. J am Acad Child Adolesc Psychiatry 34,499-509.

10）Steiner, H. Wilson, J.（１９９７）素行障害、子どもと青年の破壊的行動障害、田中康雄監訳　Ｐ59

11）国立武蔵野学院年報、平成25年

12）国立きぬ川学院年報、平成25年

13）Monuteaux MC, Faraone SV, Michelle Gross L, Biederman J. (2007) Predictors, clinical characteristics, and outcome of conduct disorder in girls with attention-deficit/hyperactivity disorder: a longitudinal study. Psychol Med. 37 (12) : 1731-41.

14）Paul Lichtenstein, Ph.D., Linda Halldner, M.D., Ph.D., Johan Zetterqvist, M.Ed., Arvid Sjölander, Ph.D., Eva Serlachius, M.D., Ph.D., Seena Fazel, M.B., Ch.B., M.D., Niklas Långström, M.D., Ph.D., and Henrik Larsson, M.D., Ph.D. (2012) Medication for Attention Deficit- Hyperactivity Disorder and Criminality. N Engl J Med. 367:2006-14.

15）Wilens TE1, Faraone SV, Biederman J, Gunawardene S. (2003) Does stimulant therapy of attention-deficit / hyperactivity disorder beget later substance abuse? A meta-analytic review of the literature. Pediatrics. 111 (1) : 179-85.

16）十一元三（２００８）発達障害と反社会的行動、In 齋藤万比古（編）発達障害とその周辺の問題、Ｐ１３３－１４１

17）小栗正幸（２０１１）行為障害と非行のことがわかる本、Ｐ49講談社

18）Hinshaw, S : Academic underachievement attention deficit, and aggression : comorbidity and implications for intervention. J Consult Clin Psychol 60 : 893-903, 1992
19）Farrington, D., Hawkins, J. D. (1991) Predicting participation, early onset and later persistence in officially recorded offending. Criminal Behaviour and Mental Health, Vol 1 (1), 1991, 1-33.
20）十一元三（２００８）発達障害と反社会的行動、In 齋藤万比古（編）発達障害とその周辺の問題、Ｐ１３３－１４１
21）奥村雄介、野村俊明（２００６）：非行精神医学、Ｐ91、医学書院
22）Stringaris A., Lewis G., Maughan B. (2014) Developmental pathways from childhood conduct problems to early adult depression: findings from the ALSPAC cohort. British Journal of Psychiatry 205 : 17-23
23）Steiner, H. Wilson, J.　素行障害、子どもと青年の破壊的行動障害、田中康雄監訳　Ｐ80－82
24）厚生労働省医薬・生活衛生局　監視指導・麻薬対策課：薬物乱用の現状と対策、平成27年11月
25）厚生労働省ホームページ、現在の薬物乱用の状況
http://www.mhlw.go.jp/bunya/iyakuhin/yakubuturanyou/torikumi/
26）内閣府（２０１６）アルコール健康障害対策推進基本計画（案）
http://www8.cao.go.jp/alcohol/kenko_shougai_kaigi/pdf/k14/s2.pdf
27）影山任佐（１９９８）アルコール関連精神障害、臨床精神医学講座第19巻「司法精神医学・精神鑑定」、１６５－１７７、中山書店
28）Simeone JC, Ward AJ, et al. (2015) An evaluation of variation in published estimates of schizophrenia prevalence from 1990－2013: a systematic literature review. BMC Psychiatry. 12; 15 : 193.
29）小栗正幸（２０１１）行為障害と非行のことがわかる本、講談社
30）フィル・Ａ・シルバ、ワレン・Ｒ・スタントン：ダニーディン、子どもの健康と発達に関する長期追跡研究、明石書店、Ｐ２１９
31）留岡幸助（１９０１）留岡幸助著作集、第一巻、同朋社、Ｐ５８１

32）松浦直己　科学研究費　基盤Ａ　研究代表者　「田中康雄発達障害が疑われる非行少年の包括的再犯防止対策」における調査研究データの一部（未発表データ）
https://kaken.nii.ac.jp/grant/KAKENHI-PROJECT-20243033/
33）McClellan, J., McCurry, C., Ronnei, M., Adams, J., Eisner, A., & Storck, M. (1996). Age of onset of sexual abuse.:Relationship to sexually inappropriate behaviors. Journal of the American Academy of Child and Adolescent Psychiatry, 35, 1375-1383.
34）Glod CA, Teicher MH. (1996) Relationship between early abuse, posttraumatic stress disorder, and activity levels in prepubertal children. J Am Acad Child Adolesc Psychiatry. 35 (10) : 1384-93.
35）Dodge KA (1993) Social-cognitive mechanisms in the development of conduct disorder and depression. In L. W. Porter, M. R. Rosenweig (Eds.), Annual Review of Psychology (Volume 44, pp.559-584)
36）Dodge KA, Pettit GS, Bates JE, Valente E. Social information-processing patterns partially mediate the effect of early physical abuse on later conduct problems. J Abnorm Psychol. 1995 Nov; 104 (4) : 632-43.
37）Widom CS. Does violence beget violence? A critical examination of the literature. Psychol Bull. 1989 Jul; 106 (1) : 3-28.
38）全国児童相談所長会（編）（２００６）児童相談所における「非行相談に関する全国調査」について．全児相　通巻第81号
39）Jaffee SR, Caspi A, Moffitt TE, Polo-Tomas M, Price TS, Taylor A. (2004) The limits of child effects : evidence for genetically mediated child effects on corporal punishment but not on physical maltreatment. Dev Psychol. 40 (6) : 1047-58.
40）奥村雄介，野村俊明（２００６）非行精神医学，Ｐ64-70．医学書院．
41）法務総合研究所（２００１）法務総合研究所報告11，児童虐待に関する研究（第１報告）
42）法務総合研究所（２００１）法務総合研究所報告11，児童虐待に関する研究（第２報告）
43）Caspi A., McClay J, Moffitt TE, et al. (2002) Role of genotype in the cycle of violence in maltreated chi

ldren. Science. 297 (5582) : 851-4.
44) Patterson, G.R. (1982). Coercive family Process. Eugene,OR : Castalia.
45) Rutter,M., Giller, H., & Hagell, A. (1998). Antisocial behaviour by young people. Cambridge : Cambridge University Press.
46) Farrington, D. P. & Loeber, R. (1998). Transatlantic replicability of risk factors in the development of delinquency. In P. Cohen, C. Slomkowski, and L. N. Robins (Eds.) Where and When : The Influence of History and Geography on Aspects of Psychopathology. Mahwah, NJ : Lawrence Erlbaum. OJJDP
47) Feldman SS, Weinberger DA. : Self-restraint as a mediator of family influences on boys' delinquent behavior : a longitudinal study. Child Dev. 1994 Feb; 65 (1) : 195-211.
48) Wilson J., Kelling, G. (1982) Broken Windows : The police and neighborhood safety. The Atlantic Monthly; Vol. 249, No. 3; 29-38.
49) Zimmerman,M., Arunkumar R. (1994) Resiliency Research : Implications for Schools and Policy. SOCIAL POLICY REPORT. Society for Research in Child Development. Vol.8, No.4 1994
50) Quinton D., Pickles A., et al. (1993) Partners, peers, and pathways: Assortative pairing and continuities in conduct disorder. Development and Psychopathology 5-4;763-783
51) Murray, JP.(1980)Television and Youth: 25 Years of Research and Controversy. The Boys Town Center for the Study of Youth Development.
52) Anderson CA, Dill KE. (2000) Video games and aggressive thoughts, feelings, and behavior in the laboratory and in life. J Pers Soc Psychol. 78 (4) : 772-90.
53) Browne KD., Hamilton-Giachritsis, C. (2005) The influence of violent media on children and adolescents : a public-health approach. Lancet 365-9460, 702-710.
54) Gadow KD., Sprafkin,J. (1993) Television "Violence" and Children with Emotional and Behavioral Disorders. J of Emotional and Behavioral Disorders 1 (1) : 54-63
55) 少年非行事例等に関する調査研究企画分析会議（２００６）：平成17年度　少年非行事例等に関する調査

研究報告書
56）Herrman, H., Stewart, D. E., Diaz-Granados, N., et al. What Is Resilience? Can J Psychiatry, 56, 258-265, 2011
57）Rae-Grant N, Thomas BH, Offord DR, Boyle MH. Risk, protective factors, and the prevalence of behavioral and emotional disorders in children and adolescents. J Am Acad Child Adolesc Psychiatry. 1989 Mar; 28 (2) : 262-8.
58）Werner, E., Smith,R.S. : Overcoming the Odds. High Risk Children from Birth to Adulthood. Cornell University Press, 1992

《第3章》

1）NICE (2013) Antisocial behaviour and conduct disorders in children and young people : recognition, intervention and management. NICE clinical guideline 158
2）Moffitt TE, Caspi A, Rutter M, Silva PA. (2001) Sex differences in antisocial behavior : Conduct disorder, delinquency, and violence in the Dunedin Longitudinal Study. New York : Cambridge University Press
3）富田拓、津富宏、児童自立支援施設に措置された行為障害例の予後と関連する因子について．児童思春期精神医療・保健・福祉の介入対象としての行為障害の診断及び治療・援助に関する研究：平成16年度−18年度総合研究報告書：厚生労働科学研究費補助金（こころの健康科学研究事業）
4）Shaw, C. R. (1929) Delinquency areas. a study of the geographic distribution of school truants, juvenile delinquents, and adult offenders in Chicago: University of Chicago Press.
5）市川宏伸（２０１３）素行症の併存障害、ｂ）脳器質性疾患（てんかんなど）齋藤万比古（編）素行障害、診断と治療のガイドライン、Ｐ１１２－１１６、金剛出版
6）Fairchild G, Passamonti L, et al. (2011) Brain structure abnormalities in early-onset and adolescent-onset conduct disorder. Am J Psychiatry. ; 168 (6) : 624-33.

7）Moffitt TE, Lynam D Jr (1994) The neuropsychology of conduct disorder and delinquency: Implications for understanding antisocial behavior. Progress in Experimental Personality and Psychopathology Research : 233-62

《第４章》

1）McCord J. (1992) The Cambridge-Sommerville study: a pioneering longitudinal experimental study of delinquency prevention, in Preventing Antisocial Behavior : Interventions From Birth Through Adolescence. Edited by McCord J, Tremblay R. New York, Guilford,196-206
2）Cowles, E, Castellano, T, Gransky,L. (1995) "Boot Camp" Drug Treatment and Aftercare Interventions: An Evaluation Review. Research in Brief. Washington DC, National Institute of Justice.
3）奥村雄介、野村俊明（２００６）非行犯罪医学、１６７－１７４、医学書院
4）市川宏伸：素行症の併存障害、ｂ）脳器質性疾患（てんかんなど）齋藤万比古（編）素行障害、診断と治療のガイドライン、Ｐ１１２－１１６、金剛出版、２０１３
5）NICE (2013) Antisocial behaviour and conduct disorders in children and young people: recognition, intervention and management. NICE clinical guideline 158
6）Henggeler,S.W.,Schoenwald,S.K.et.al. (1998) 吉川和男（訳）児童・青年の反社会的行動に対するマルチシステミックセラピー（MST）、星和書店 ２００８
7）Scott S1, Sylva K, Doolan M, Price J, Jacobs B, Crook C, Landau S. (2010) Randomized controlled trial of parent groups for child antisocial behaviour targeting multiple risk factors : the SPOKES project.J Child Psychol Psychiatry. 51 (1) : 48-57.
8）小西聖子（２００１）ドメスティック・バイオレンス、白水社
9）松浦直己（２０１５）非行・犯罪心理学、明石書店
10）シンシア・ウィッタム（２００２）読んで学べるＡＤＨＤのペアレントトレーニング、上林靖子他訳、明石書店

11）岩坂英巳（２０１４）ＡＤＨＤの子どもたち　子どものこころの発達を知るシリーズ04、Ｐ91、合同出版
12）吉永千恵子（２００７）児童虐待と非行、非行と犯罪の精神科臨床、（野村俊明、奥村雄介（編）Ｐ１１５－１２７、星和書店
13）Stattin, H, Magnusson.D (1995) ONSET OF OFFICIAL DELINQUENCY : Its Co-occurrence in Time with Educational, Behavioural, and Interpersonal Problems. The British Journal of Criminology. Vol. 35, No. 3, pp. 417-449
14）平成26年中における少年の補導及び保護の概況、警察庁生活安全局少年課
15）中村真二、（２０１６）少年非行の現状と警察の取組、犯罪と非行No.１８１３、Ｐ２０３－２２０、日立財団.

《第５章》

１）法務省（２０１５）平成27年度犯罪白書.　http://hakusyo1.moj.go.jp/jp/62/nfm/mokuji.html
２）池谷孝司（２００９）死刑でいいです、新潮社
３）Petrosino Anthony, Carolyn Turpin-Petrosino, and John Buehler. (2003) " 'Scared Straight, and other juvenile awareness programs for preventing juvenile delinquency" (Updated C2 Review). In: The Campbell Collaboration Reviews of Intervention and Policy Evaluations (C2-RIPE), Philadelphia, Pennsylvania: Campbell Collaboration　キャンベル共同計画.　http://ir.u-shizuoka-ken.ac.jp/campbell/　少年非行を防止するための「スケアード・ストレート」等の少年の自覚を促すプログラム（津富宏訳）
http://ir.u-shizuoka-ken.ac.jp/campbell/docj/RIPE/cover/cj/ssrupdt2.pdf
４）Office of Juvenile Justice and Delinquency Prevention (2016) Model　Programs Guide. http://www.ojjdp.gov/mpg/
５）Benda, Brent B. (2005) Introduction: Boot Camps Revisited: Issues, Problems, Prospects. Journal of Offender Rehabilitation, Vol 40(3-4), 1-25.

6）乳児家庭全戸訪問事業実施状況：www.mhlw.go.jp>file>04-Houdouhappyou11901000-Koyoukintoujidoukateikyoku-Soumuka/0000035098.pdf
7）NICE clinical guideline 158 (2013) Antisocial behaviour and conduct disorders in children and young people: recognition, intervention and management. p.18. guidance.nice.org.uk/cg158
8）警察庁生活安全局少年課（２０１６）少年非行情勢、Ｐ２
9）日本弁護士連合会、少年法の適用年齢引き下げを語る前に、http://www.nichibenren.or.jp/library/ja/publication/booklet/data/shonen_nenrei_hikisage_pam_2015.pdf

⊡シリーズ監修者

齊藤万比古（さいとう・かずひこ）

1979 年 7 月国立国府台病院児童精神科。2003 年 4 月国立精神・神経センター精神保健研究所児童・思春期精神保健部長。2006 年 5 月国立精神・神経センター国府台病院リハビリテーション部長。2010 年 4 月独立行政法人国立国際医療研究センター国府台病院精神科部門診療部長。2013 年 4 月母子愛育会総合母子保健センター愛育病院小児精神保健科部長。日本児童青年精神医学会理事長、日本精神神経学会代議員、日本思春期青年期精神医学会運営委員。

専門は児童思春期の精神医学。長年、不登校・ひきこもりに関する臨床と研究に取り組んでいる。

編著書に『ひきこもり・不登校から抜け出す！』（日東書院　2013）、『素行障害―診断と治療のガイドライン』（金剛出版　2013）、『子どもの心の診療シリーズ１～８』（中山書店　2008 ～ 2011）、監訳書に『児童青年精神医学大事典』（西村書店　2012）など多数。

市川宏伸（いちかわ・ひろのぶ）

東京大学大学院薬学研究科修士課程修了、北海道大学医学部卒業。東京医科歯科大学神経精神科を経て、1982 年より東京梅ヶ丘病院に勤務。1998 年より同病院副院長、2003 年より同病院院長となり、2010 年より東京都立小児総合医療センター顧問。日本児童青年精神医学会監事。専門は児童精神医学、発達障害。

編著書に『発達障害―早めの気づきとその対応』（中外医学社　2012）、『AD/HD のすべてがわかる本』（講談社　2006）、『広汎性発達障害の子どもと医療』（かもがわ出版　2004）、『子どもの心の病気がわかる本』（講談社　2004）など多数。

本城秀次（ほんじょう・しゅうじ）

名古屋大学医学部精神医学教室助手、名古屋大学教育学部助教授を経て、現在、名古屋大学発達心理精神科学教育研究センター児童精神医学分野教授。医学博士。日本児童青年精神医学会常務理事、日本乳幼児医学・心理学会理事長、愛知児童青年精神医学会理事長。2018 年逝去。

専門は児童・青年精神医学。とりわけ、登校拒否、家庭内暴力、あるいは、強迫性障害、摂食障害など、神経症的問題に対して臨床的、心理療法的研究を行っている。

著訳書に『今日の児童精神科治療』（金剛出版　1996）、『乳幼児精神医学入門』（みすず書房　2011）、『子どもの発達と情緒の障害』（監修 岩崎学術出版社　2009）、コフート『自己の治癒』『自己の修復』（みすず書房　1995）ほか多数。

[著者紹介]

富田　拓（とみた・ひろし）

1961年長崎県佐世保市生まれ。精神科医、医学博士。筑波大学卒。同大学院にて犯罪精神医学を学び、児童自立支援施設である国立武蔵野学院を経て北海道家庭学校へ。掬泉寮寮長を務める。その後国立武蔵野学院医務課長、国立きぬ川学院医務課長、現在網走刑務所医務課・北海道家庭学校樹下庵診療所医師。著書に『児童生活臨床と社会的養護』（金剛出版）等。

■組版　GALLAP
■装幀　根本真路
■装幀画　祖敷大輔
■本文デザイン　飯塚文子

子どものこころの発達を知るシリーズ ⑧

非行と反抗がおさえられない子どもたち

**――生物・心理・社会モデルから見る
素行症・反抗挑発症の子へのアプローチ**

2017年12月25日　第1刷発行
2024年 6月10日　第3刷発行

監修者　齊藤万比古 ＋ 市川宏伸 ＋ 本城秀次
著　者　富田　拓
発行者　坂上美樹
発行所　合同出版株式会社
東京都小金井市関野町1-6-10
郵便番号　184-0001
電話 042（401）2930
振替 00180-9-65422
ホームページ　https://www.godo-shuppan.co.jp/
印刷・製本　新灯印刷株式会社

■刊行図書リストを無料進呈いたします。
■落丁・乱丁の際はお取り換えいたします。

ISBN 978-4-7726-1151-0　NDC 370　210 × 148